看護現場を変える
0〜8段階のプロセス

コッターの企業変革の看護への応用

倉岡 有美子

令和健康科学大学教授

医学書院

著者紹介
倉岡有美子（くらおかゆみこ）

1999年日本赤十字看護大学卒業。日本赤十字社医療センターに勤務。2006年聖路加看護大学大学院看護学研究科博士前期課程入学。2008年修了。2008年さいたま市立病院看護師長，2010年聖路加看護大学（2014年より聖路加国際大学に改称）大学院看護学研究科看護の機能領域（看護管理学）助教を経て2018年より日本赤十字九州国際看護大学看護の基盤領域（看護管理学）教授。2024年より令和健康科学大学看護学部看護学科（看護管理学）教授。2017年看護学博士号取得（聖路加国際大学）。2010年より聖路加国際大学認定看護管理者ファーストレベルプログラムなど看護管理者対象の研修会の講師を務める。

著書に，『看護師長として成長しつづける！経験学習ガイドブック』（医学書院），共著に，『実践家のリーダーシップ―現場を変える，看護が変わる』（照林社），『患者中心の意思決定支援―納得して決めるためのケア』（中央法規出版），『ナラティヴでみる看護倫理―6つのケースで感じるちからを育む』（南江堂），『臨床のジレンマ30事例を解決に導く看護管理と倫理の考えかた』（学研メディカル秀潤社），『ナーシング・グラフィカ看護の統合と実践①「看護管理」（第5版）』（メディカ出版）。

看護現場を変える 0〜8段階のプロセス
　―コッターの企業変革の看護への応用

発　行	2018年9月1日　第1版第1刷Ⓒ
	2024年10月15日　第1版第7刷

著　者　　倉岡有美子
発行者　　株式会社　医学書院
　　　　　代表取締役　金原　俊
　　　　　〒113-8719　東京都文京区本郷1-28-23
　　　　　電話 03-3817-5600（社内案内）

印刷・製本　大日本法令印刷

本書の複製権・翻訳権・上映権・譲渡権・貸与権・公衆送信権（送信可能化権を含む）は株式会社医学書院が保有します．

ISBN978-4-260-03663-4

本書を無断で複製する行為（複写，スキャン，デジタルデータ化など）は，「私的使用のための複製」など著作権法上の限られた例外を除き禁じられています．大学，病院，診療所，企業などにおいて，業務上使用する目的（診療，研究活動を含む）で上記の行為を行うことは，その使用範囲が内部的であっても，私的使用には該当せず，違法です．また私的使用に該当する場合であっても，代行業者等の第三者に依頼して上記の行為を行うことは違法となります．

JCOPY　〈出版者著作権管理機構　委託出版物〉
本書の無断複製は著作権法上での例外を除き禁じられています．複製される場合は，そのつど事前に，出版者著作権管理機構（電話 03-5244-5088，FAX 03-5244-5089，info@jcopy.or.jp）の許諾を得てください．

目次

はじめに
リーダーシップの本質としての変革 1

第1章 "変革"をどう捉えるか

1 変革とは 6
　医療・看護の現場での変化と変革 6
2 変革主導者に求められるリーダーシップ 8
　リーダーシップと変革との関係 8
　リーダーシップとマネジメントの区別 9
3 本書で想定する変革とはどのようなものか 12
　変革の主導者 12
　変革を実現させるための期間 13

第2章 "変革"を成功に導くための構成要素

1 変革を成功させるための行動指針となる4つの要素 16
　ビジョン 17
　戦略と計画,予算 17
2 変革を促す"感情" 20
　変革を成功に導く核心 20
　看護現場で「見て,感じて,変化する」ためには 22

第3章 コッターの企業変革8段階 ── 看護の現場への応用

1 コッターの企業変革8段階とは 26
2 看護に寄せて読み替えてみると 29
　変革の規模 29
　変革の主導者と変革に関係する人々 29
　コッターの企業変革8段階 ── 看護現場へのアレンジ 30

目次

第4章 看護現場での変革を成功に導く0〜8段階のプロセス

第0段階 問題の証拠を集める
―― 本当に変革すべき問題なのですか？ 36

問題を明確にする段階の重要性 36
問題の証拠はSデータとOデータに分けて集める 38

Exercise 第0段階 40

第1段階 危機意識を高める
―― 問題と思っているのはあなただけではないですか？ 46

1人だけで行動に移さない 48
危機意識が共有されているとは限らない 49
看護の現場で危機意識を高めるには 51

Exercise 第1段階 54

第2段階 変革推進チームをつくる
―― 味方はいますか？ 59

変革推進チームのメンバーをどのようにするか 60

Exercise 第2段階 64

第3段階
適切なビジョンをつくる
──あなたが変革したいことを分かりやすい言葉で表現できていますか? 72

ビジョンを提示するタイミング　72
魅力的なビジョンとは　73
具体的かつ簡潔なビジョン　74

Exercise 第3段階　81

第4段階
変革のビジョンを周知徹底する
──あなたが変革したいことを周りの人は知っていますか? 86

ビジョンを周知徹底するために　86

Exercise 第4段階　90

第5段階
従業員の自発的な行動を促す
──周りの人たちもやる気になっていますか? 94

変革を阻む上司　94
あきらめて自分たちだけで変革をすすめようとしない　95
自発的な行動を促す制度　96
看護師個人の業績として評価　97
優れた実践を病棟カンファレンスで発表してもらう　98
看護現場特有の変革を阻む要因と配慮　99

Exercise 第5段階　100

目次

第6段階
短期的な成果を生む
── 取り組んでみたことで変化はおきましたか? 104
- 短期的な成果と焦点の絞り込み 104
- 成果が明確に見えるように工夫する 106
- **Exercise** 第6段階 108

第7段階
さらに変革を進める
── なかだるみしていませんか? 112
- 看護の現場で変革をさらに進めるには 113
- 変革推進チームの負担を考慮する 114
- **Exercise** 第7段階 116

第8段階
変革を根づかせる
── いつのまにか,元のやり方に戻っていませんか? 120
- 変革の定着と中心人物 120
- 変革を根づかせる方法 121
- 新しく組織に加わった看護師への訴えかけ 123
- **Exercise** 第8段階 124

付録
変革計画シート 記載例とポイント 129

あとがき 142

索引 144

はじめに
リーダーシップの本質としての変革

　本書は，米国ハーバードビジネススクール教授（現・名誉教授）のジョン・P・コッターの著作『ジョン・コッターの企業変革ノート』（日経BP社，2002）を看護現場に応用できるように解説した，いわば，「看護現場の変革ノート」です。なぜ，"企業変革"という医療や看護とは関係のなさそうな内容を看護現場に応用しようと考えたのか，私の意図を説明します。

コッターとの出会い

　まず，私とコッターとの出会いまでさかのぼります。出会いといっても，私は，コッターに直接会ったことはなく，あくまで彼の著作に出会ったという意味です。私が，はじめてコッターの著作に出会ったのは，聖路加看護大学（当時）の修士課程（看護管理学専攻）の受験を検討していた20代後半のころです。

　当時，私は，入試に合格した後に師事する看護管理学教授の井部俊子先生の看護管理に対する考え方を知りたいという思いと，入試に役だつかもしれないという"下心"で，先生の著作を読みふけっていました。そのなかでとくに興味深かった著書が『マネジメントの魅力』でした。『マネジメントの魅力』は，聖路加国際病院の看護部長時代の井部先生のナーシング・トゥデイ誌連載「井部俊子のマネジメント日誌」を本にしたもの

はじめに
リーダーシップの
本質としての変革

で，管理者経験のなかった私は，看護部長の頭のなかをのぞき見るような思いでわくわくしながら読んだことを思い出します。

リーダーの条件

　前置きが長くなりましたが，『マネジメントの魅力』のなかの1つの記事に「リーダーの条件」があり，そこで私ははじめて，コッターを知ります。「リーダーの条件」で，井部先生は「私の経験からすると，リーダーシップは素質が40％，学習が60％であると思っている。アルコールを分解する酵素をもっていない人にお酒を勧めることが危険なように，"リーダーシップ酵素"の少ない人にリーダーを勧めるのは危険であると思うのである」と鋭く指摘しています。さらに，井部先生は「追記」として，「"リーダーシップ酵素"の話は，ジョン・P・コッターの著作物でも論じられている。コッターは素質というよりも遺伝的要因と発達段階初期の環境的要因という表現をしている」と述べ，コッターの著作を引用しました。

　当時の私は，すぐれた看護管理者とはどのような人で，すぐれた看護管理者を育成するにはどうしたらよいのか，という問いをもって大学院で研究しようと考えていたので，井部先生とコッターのリーダーシップ酵素の話は，私のこの問いに答える1つのヒントになると思い，とても印象に残りました。

　コッター(1991)は，リーダーシップの起源として，「遺伝的要因と子ども時代の経験」「キャリアから得られる経験」「企業

文化からの影響」の3つを挙げています。コッターの考え方を看護に応用すると，すぐれた看護管理者を育成するには，リーダーとしての素質をもった候補者を見きわめることが重要であり，かつ，仕事の経験と組織文化によってリーダーシップを培うことができると言えます。

コッターの理論を看護現場へ

大学院を修了し，公立病院で2年間看護師長として勤務したのち，私は，母校に教員として戻ってきました。そこで，現任の看護管理者やその候補者の方を対象とした研修会の講師を担い，リーダーシップについて教えるようになりました。私は，コッターの影響を大きく受けて，"リーダーシップ＝変革"といっても過言ではない，と考えており，授業内容にコッターの企業変革の理論を含めました。ここで，使用した書籍は『ジョン・コッターの企業変革ノート』です。この書籍は，2003年に出版されてから，世界で120の言語に翻訳され，世界中の経営者の変革バイブルと言われています。

はじめの数年間は，研修会でコッターの企業変革に加えて，他の研究者の変革理論や組織論を紹介していました。リーダーシップは，組織論に含まれる理論の1つであり，これまで多くの研究者を魅了し，研究者の数だけ定義があると言われています。しかし，私は，同じような理論を広く浅く教えるよりも特定の理論に絞り，受講者が自分のものとして理解して使いこなせるようになることを目指すほうがよい，つまり，看護管理者

はじめに
リーダーシップの本質としての変革

の管理実践に役だつスキルとなるように教える必要があると考えるようになりました。

　次の年から，授業内容をコッターの企業変革に絞り，ワークシートを用いて，受講者に自身の変革計画を立案してもらい，発表し意見交換をするという方法を取り入れました。授業後に，立案した変革計画について，受講者から個別に相談を受けることが増えたため，授業とは別に変革計画に関するコンサルテーションの時間を設けるようになりました。受講者とは数か月後の研修会の修了式で再会するのですが，変革計画の相談にのった受講者から，「計画通り実施して，うまくいった」や「自部署で提供している看護を変えることができた」といった声を聞くことができました。

　このように教員としての試行錯誤を経て，私は，コッターの企業変革の理論を看護現場に応用することができ，かつ，成果をあげられるという手応えを得ることができました。

　そこで，私は，研修会の受講者のテキストとしてだけでなく，今まさに看護の現場で変革に取り組まれている看護管理者や看護師の方々に役だつことを願って，本書をしたためることを決意しました。

第 1 章

"変革"を
どう捉えるか

1 "変革"とは

読者の皆さんは,普段の業務で,「変革」という言葉を使っていますか。また,「変革」というとどのようなことを想像しますか。

「変革」とは何を指すのか,ジョン・P・コッターは,著書『ジョン・コッターの企業変革ノート』のなかで明確に定義していません。そのかわり,企業での変革の例として,新技術の導入,戦略の大転換,リエンジニアリング,合併・買収などを示しています。一見すると,看護の現場にはあてはまらないことのように思います。しかし,変革を表す英語として「change」が使用されていることから,対象は何であれ,"これまでのやり方と何かを変えること"と捉えることができます。つまり,**変革とは,今まで行っていたやり方を変えることや,今まで行っていなかった新しい方法を導入することで,現在よりよい状態をつくり出すこと**と言えます。

医療・看護の現場での変化と変革

医療の現場では,現在,どのような変化がおきているでしょうか。大きな変化では少子高齢化に伴う疾病構造の変化,医療技術の先進化などが挙げられ,それらを反映させた診療報酬や介護報酬の改定もあります。看護師が提供する看護もこれらの変化に応じて変えていかなければなりません。例えば,病院の

医療者と地域の医療者の連携を強化して，患者が住み慣れた住まいで暮らしつづけることを実現することや認知症をもつ高齢者の尊厳に重点をおいたケアを充実させていくこと，また，18歳人口が減少するなかで看護師を確保し，ワークライフバランスを実現できるように看護師の労働環境を整備することなどが挙げられます。まさに医療の現場こそ激動しており，変わることを余儀なくされているのです。

　企業においても，医療においても，時代の要請に応じて変わらざるを得ないことは共通しています。企業では，試行錯誤を経て，関係者を上手に巻き込みながら変革をおこし，定着させるためのノウハウを蓄積してきました。代表的な理論が，コッターの企業変革8段階で，成功をおさめた変革はこのプロセスにそって進んでいるというものです。この理論は，看護現場での業務改善や，新しい取り組みを導入する場面にも応用して取り入れることができ，効果的に変化をおこすことができると考えます。

　これまで，皆さんが取り組んできた部署での業務改善や新しい取り組みの導入は，成功してきましたか。部署の看護師や看護師長の協力が得られず着手できない，周囲の看護師から反対された，始めてみたものの取り組んでいるのは自分だけ，いつの間にか元のやり方に戻っていた，など失敗した経験をおもちの方もいらっしゃると思います。また，これから業務改善や新しい取り組みの導入をしたいが，何からはじめたらよいのか分からない方，うまく進めていきたいと思っている方もいらっしゃると思います。本書では，コッターの企業変革8段階の各段階を看護の現場に引き寄せて，事例を交えながら解説します。

2 変革主導者に求められるリーダーシップ

　はじめに,変革を主導する人物に求められるリーダーシップについて説明します。なぜなら,コッターが,変革を成功させるためには,変革主導者がリーダーシップを発揮することが重要であることを強調しているからです。コッターは,リーダーシップ研究の世界的な権威で,リーダーシップという抽象的な概念を,「ビジョンと戦略をつくり上げる,戦略の遂行に向けてそれに関わる人々を結集する,あるいは,ビジョンの実現を目指して人々に対してエンパワメントを行うなど,障害を乗り越えてでも実現できる力」と定義しました[1]。

　リーダーシップのキーワードは,①「目標(目指すべき方向)」を定め,②「複数の人」に対して,③「目標達成に向けて影響を及ぼすこと」の3点です。コッターの定義を言いかえると,「実現したい将来像と実現するための方法を定め,一緒になって実現に取り組む人々を集めて動機づけ,抵抗や困難に負けることなく,目指す世界を実現すること」と言えます。

リーダーシップと変革との関係

　それでは,リーダーシップと変革の関係は,どのように考えるとよいでしょうか。

　変革とは「これまでのやり方と何かを変えること」であり,

---

1) ジョン・P・コッター著,黒田由貴子監訳:リーダーシップ論——いま何をすべきか.ダイヤモンド社,1999.

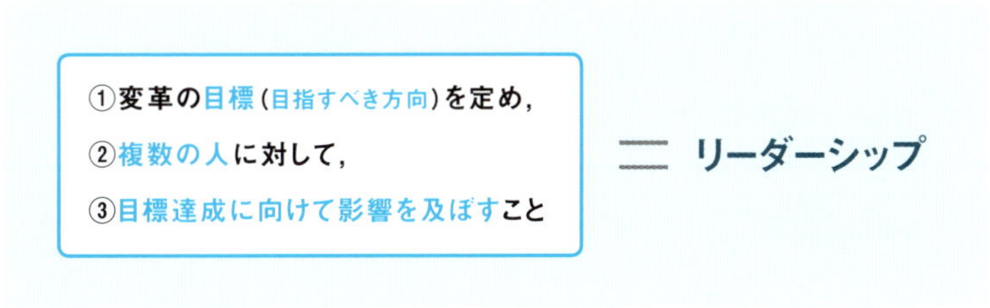

> ①変革の目標(目指すべき方向)を定め，
> ②複数の人に対して，
> ③目標達成に向けて影響を及ぼすこと
>
> ＝ リーダーシップ

図1-1 変革とリーダーシップ

　現在，何かうまくいっていないことがあるため，やり方を変えたり，新しい方法を導入したりすることが変革です。この変革を成功させるために変革主導者が発揮するべきものがリーダーシップです。つまり，変革を成功させるために，変革主導者は，『①「目標(目指すべき方向)」を定め，②「複数の人々」に対して，③「目標達成に向けて影響を及ぼすこと」』＝『リーダーシップ』を発揮することが必要になるのです（ 図1-1 ）。コッターの示す変革8段階は，変革という目標達成に向けて効果的に人々に影響を及ぼすためのノウハウと言えます。

　リーダーシップについては，これまで多くの研究者が探求し，研究者の数だけ定義があると言われています。もちろん，リーダーシップは変革の場面以外でも発揮されるものですが，コッターは，とくに組織の変化を生み出す場面においてリーダーシップの発揮が求められると強調しています。

リーダーシップとマネジメントの区別

　さらに，コッターは，リーダーシップと混同されがちな概念であるマネジメントについて，リーダーシップと区別して定義しています。リーダーシップについてより理解を深めるため

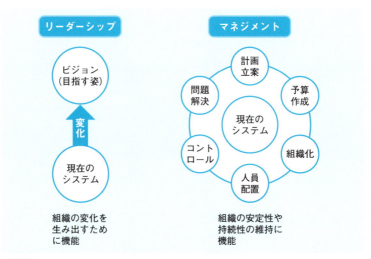

図1-2 リーダーシップとマネジメント

に，マネジメントとの違いを整理しておきます。

コッターによると，マネジメントとは「計画立案，予算作成，組織化，人員配置，コントロール，そして問題解決を通して，既存のシステムの運営を続けること」です。ここで重要なポイントは，**リーダーシップは，組織の変化を生み出すために機能し，マネジメントは，組織の安定性や持続性を維持するために機能する**，という違いです（図1-2）。

たとえば，病棟の管理で考えると，入院患者に対して毎日滞りなく一定の質を保った看護を提供することが大前提であり，そのために，管理者は看護師を配置し，指示していく必要があります。この管理者のはたらきは，マネジメントに該当します。

一方で，人口の高齢化や，それに伴う認知症患者の増加など医療を取り巻く環境は変化していくため，毎日，入院患者に対して同じような看護を提供しているだけでは，"時代遅れの看

護"となり不十分です。管理者は，患者によりよい看護を提供することを目指して，病棟で提供している看護を変えていかねばなりません。ここで管理者に求められるはたらきがリーダーシップです。

　つまり，リーダーシップまたはマネジメントのどちらか一方だけで病棟の管理をしようとしても不十分であり，管理者には，リーダーシップとマネジメントの両方を発揮していくことが求められます。

　変革したい，つまり「これまでのやり方と何かを変えたい」場合，組織の安定性や持続性を維持するために機能するマネジメントではなく，組織の変化を生み出すために機能するリーダーシップを発揮することが変革主導者にはより多く求められます。言いかえると，変革を成功させることができたなら，効果的にリーダーシップを発揮できたということです。

　では，変革を成功させるうえで，マネジメントは全く不要かというとそうではありません。たとえば，一度おこした変革を定着させるという局面では，変革主導者は，組織の安定性や持続性を維持するために機能するマネジメントをしていくことが求められます。

　ただ，コッターも「成功を収める変革は，70〜90％はリーダーシップによってもたらされ，残りの10〜30％がマネジメントによってもたらされる」と述べているように，変革主導者は，リーダーシップを十二分に発揮していく必要があるのです。

3 本書で想定する変革とはどのようなものか

本書は看護現場での変革を取り扱いますので，具体的にどのような変革を想定しているのか示しておきます。

コッターが示した企業変革の具体例をみると，1つの部署にとどまらず複数の部署にまたがり変えた事例や，社長などの上層部も巻き込み全社的に変えた事例が紹介されています。このような事例を読むと，「変革」とは1つの部署にとどまらない大規模なものでなくてはならない，という印象を受けます。

しかし，複数の部署にまたがるような大規模な変革も1つの部署のみで行う小さな変革も，その本質的な目的(何かを変えること)や方法は共通しているので，私は規模にこだわる必要はないと考えます。病院を例にとると，**変革の最小単位は〇〇病棟や△△外来といった1つの部署で，業務改善もあてはまる**と思います。そして，変革の最大単位は病院全体と捉えることができます(図1-3)。

本書では，病棟や外来などの病院のなかの1つの部署を変革の規模として想定しています。

変革の主導者

それでは，変革は誰が主導するのでしょうか。コッターが紹介した事例では，変革主導者の職位や立場は明確に記述されていませんが，おそらく課長職や部長職といった企業の中間管理

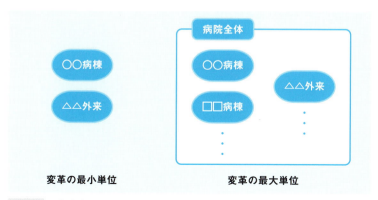

図1-3　病院を例にした変革の単位

者であることが読み取れます。また，変革主導者としてどのような人が適切かといった点については，コッターは解説していませんが，私は，変革は管理者であるか否かにかかわらず，組織のなかで働く全ての人が主導できると考えます。そして，とくに管理者には権限が付与されるため，関係者に対して影響を及ぼしやすく，変革を主導しやすい立場にあると言えます。

看護現場におきかえると，役職についていない看護師，および，看護師長や看護部長など看護管理者の全ての看護師が変革を主導できるでしょう。とくに，看護管理者には，患者によりよい看護を提供するという目標に向かって，看護現場を変革することが求められています。本書では，病院のなかの1つの部署の看護管理者を変革主導者として想定しています。

変革を実現させるための期間

変革を実現させるための期間について，コッターは，1年以内に短期的な成果を出すことをすすめていて"2年後では遅す

表1-1　本書で想定する変革

変革の規模	1つの部署(病棟や外来)
変革主導者	看護師長などの看護管理者
変革に要する期間	1年間

ぎる"と明言しています．変革に関係する人々の変革に向かう情熱が途切れないように，1年くらいで成果が出るように変革する事柄を設定していく必要があります．

　まとめると，本書では，変革の規模は，病棟や外来といった病院のなかの1つの部署，変革主導者は，看護師長など当該部署の看護管理者，変革に要する期間は1年間を想定しています（表1-1）．

第2章

"変革"を成功に導くための構成要素

1 変革を成功させるための行動指針となる4つの要素

第1章で,本書で想定する看護現場での変革のイメージを明らかにしました。本章では,変革を成功させるための行動指針について説明します。

コッターは,「大規模な変革を成功させるうえで,行動の指針となる要素が4つある。予算,計画,戦略,ビジョンである。これら4つは密接に関連しているが,別のものであり,策定のプロセスはそれぞれ異なる」と言及しています。

さらに,4つの要素のそれぞれについて,「予算は計画のなかの財務に関するものだ。計画は,戦略をどのように実現していくか,具体的な手順を決める。戦略は,どのようにビジョンを実現するのかを示す。ビジョンは,すべての計画や戦略が実行されたときの最終的な状態を示す。ビジョンは1ページに収まり,エレベーターに乗っているあいだに説明できるのがふつうだ」と解説しています(表2-1)。

表2-1 行動指針となる4つの要素

ビジョン	すべての計画や戦略が実行されたときの最終的な状態
戦略	どのようにビジョンを実現するのかを示したもの
計画	戦略をどのように実現していくかといった具体的な手順
予算	計画のなかの財務に関するもの

ビジョン

　4つの要素のなかで，もっとも重要で，策定することがもっとも難しいものは「ビジョン」です。コッターは，「ビジョンについて意見をまとめるうえで，何よりも重要なのは，絵を描くことだ。実現可能な将来の絵を[1]」と指摘していることから，**ビジョンとは，最終的に目指す姿，あるべき姿**のことを指します。

　皆さんは，「ビジョン」と聞いて，何を思い浮かべますか。皆さんが所属している病院にもビジョンがあり，それを思い浮かべる方，自分にはビジョンなんて描けないと思う方もいらっしゃるかもしれません。

　しかし，何かを変革したいという場合，その裏には，困っていることや問題があり，解決したいという思いや，新しい世界を実現したいという思いがあるはずです。その実現したい姿を，まずは言葉にしてみましょう。

　看護師長であるならば，自身が担当している部署でこのような看護を提供したい，看護部長であるならば，自身の病院でこのような看護を実現したい，という思いを言葉にしてみましょう。ビジョンという言葉をあまり難しくとらえずに，管理している部署の目標，例として「病棟目標」のように言いかえて考えることをおすすめします。

戦略と計画，予算

　次に，どのようにビジョンを実現するかの戦略・計画を立てていきましょう。ビジョンを実現するための方法が戦略であ

---

1) ジョン・P・コッター：ジョン・コッターの企業変革ノート．p.105, 日経BP社，2002.

り，さらに具体的な手順が計画です。そしてビジョンの実現にかかる費用が予算です。

「戦略」という言葉は，あまり使い慣れていないかもしれません。「戦略」と「計画」を厳密に区別する必要はなく，ここでは一括りにして「計画」とよぶことにします。ビジョン実現のための計画をたてると捉えてください。コッターの言葉で「ビジョン策定」や「戦略立案」と聞くと，なにやら非日常的で難しいイメージですが，思考のプロセスとしては，多くの病院で導入している目標管理と同じです。つまり，自部署でうまくいかずに困っていることがあり，こんなふうに変えていきたいという部署目標を定める（＝ビジョン策定），どのように目標を達成するかという計画をたてる（＝戦略立案）ことなのです。

多くの病院では，目標管理を導入し，1年間という期間で目

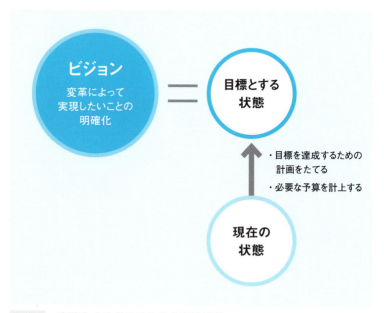

図2-1　変革を成功させるための行動指針

標達成を目指していると思います。あなたが変革したいことも，部署目標の1つに組み込み，1年間のスパンで達成することを目指すとよいでしょう。ただし，**いきなりビジョンを部下や関係者に示すことは，変革に向かう関係者の気持ちをかきたてるうえで効果的ではありませんので**，注意が必要です。ビジョンを示すタイミングについては第4章(▶72ページ)で具体的に説明します。

　まとめると，変革を成功させるための行動指針とは，変革主導者が，①変革によって実現したいことを明確化し，部署目標の1つに設定すること，②目標を達成するための計画をたてること(1年間で達成することを想定する)，③必要な予算を計上すること，の3つです(図2-1)。

2 変革を促す"感情"

　読者の皆さんは，病院で勤務するなかで，"電子カルテを導入する"，"勤務体制を3交代から2交代へ変える"（またはその逆），"パートナーシップナーシングシステムを導入する"，などの変革をおこしたり，受け入れたりしてきたことと思います。

　とくに変革を受け入れる場合，看護部長や看護師長から，ある日突然，関連するデータだけ見せられて「だから〇〇に変えます」や「△△を導入します」と言われて，納得できたでしょうか。仮にそこに明確な根拠があったり，導入して成功した事例があったりしても，すんなりとは受け入れられなかったことはないでしょうか。「今，問題なくうまくいっているのに，なぜ変える必要があるのか」や「面倒なことが始まるな。できることなら今のやり方を変えたくない」という思いをもったこともあると思います。

変革を成功に導く核心

　コッターは，企業変革の成功事例だけではなく，組織が新しいやり方に移行する際に8つの各段階で直面する本質的な問題を掘り下げ，どのように対応すべきかを明らかにしています。そして，変革を成功に導く核心について，コッターは次のように述べています。

> 問題の核心は人々の行動を変えることにある。そして行動を変えるうえで何より効果的なのは，人々の心に訴えることである。
> 変革に成功した事例では，理性だけでなく感情に訴える形で，問題点や解決策に気づいてもらう方法を探し出している[2]。

つまり，従業員が「**見て，感じて，変化する**」ことが，変革を成功させるために最も重要である，と強調しており，それぞれについて以下のように説明しています。

——見る
変革のそれぞれの段階で，問題点や解決策を見つける。それを目に見えるようにし，行動をよい方向に変えられるようにする。できるだけ具体的に示す。手で触れ，身体で感じ，目で見えるようにする。とくに目に見えるようにすることが重要だ。

——感じる
劇的で，視覚に訴えるものは注目をひき，必要な変革を阻害する感情を抑え，必要な変化を促す感情が高まる。

——変化する
感情が変わる，心が変わると，行動が変わる。新たな行動によって，グループや組織は効果的に働き，豊かな未来へと飛躍する[3]。

前述のように，病院で勤務するなかで，変革が提示されたとき，それをすんなりとは受け入れられなかった経験がある方も多いと思います。関連するデータや成功事例があることが示されたとしてもすんなりと受け入れられないことがあるのはなぜでしょうか。

---

2) ジョン・P・コッター：前掲書 1)．p. 11.
3) ジョン・P・コッター：前掲書 1)．p. 254.

これについてコッターは以下のように指摘しています。

> 行動を変えるには，分析の結果を示して，理性に訴えるよりも，目に見える形で真実を示して感情に訴えることが重要だ。「分析し，考えて，変化する」流れよりも「見て，感じて，変化する」流れの方が強力だ[4]。

変革とは，変革主導者が，関連するデータを示して説明し，「さぁ，明日からやってみましょう」と号令をかけることではありません。**変革に関係する人々に変革せざるを得ない現実を見せて，人々の変革に向かう感情を高めて，人々の行動を変えることなのです。**変革主導者だけでなく，変革に関係する人々が「見て，感じて，変化する」ことが重要です。

看護現場で「見て，感じて，変化する」ためには

では，看護現場で，変革に関係する人々が「見て，感じて，変化する」ためには，何が必要でしょうか。

私は，看護師にとって，最もやりがいや喜びを感じる場面は，患者や家族の方から感謝の言葉をいただくときや，元気に回復されて笑顔で退院していく姿を見送るときではないかと思います。また，新人看護師が，数年の経験を経て力をつけて頼れる存在になったときも，先輩看護師としてうれしく思うことでしょう。

一方で，患者や家族から不満をぶつけられる，治療のかいなく患者が亡くなる，患者自身が望まない治療を受けざるをえない，新人看護師がいっこうに成長しない，といった場面に出

4）ジョン・P・コッター：前掲書1），p. 18.

会ったときは,看護師としてくやしくむなしい思いをしたり,後悔したりすることと思います。

　変革主導者が,変革をおこすときに,このように看護師のいだくうれしい気持ちやくやしい気持ちをかきたてることができれば,変革に関係する看護師が「見て,感じて,変化する」ことができ,変革を成功に導くことができるでしょう。

第 **3** 章

コッターの企業変革 8 段階
── 看護の現場への応用

1 コッターの企業変革 8段階とは

こ こからいよいよ，コッターの企業変革8段階について説明していきます。コッターは，変革に挑戦した約100の企業に着目し調査することで，大規模な変革は必ずしもうまくいっておらず，十分に予想できる失敗をおかしていること，そして，失敗の最大の理由は，現実の成功事例を見聞きする経験が少ないことにあったことを発見しました。

そこで，成功事例に共通した特徴を見いだし，これから変革に挑戦する企業が学ぶことができるように，8つの段階に整理して示しました。コッターは次のように説明しています[1]。

第1段階：危機意識を高める

大企業であろうと非営利組織の末端のグループであろうと，大規模な変革に成功した人々はまず，関係者の間に「危機意識」を生み出している。

第2段階：変革推進チームをつくる

危機意識が高まれば，変革の旗手を集め，変革の主導に必要な信頼，スキル，人脈，評判，権限を備えた変革推進チームをつくる。変革チームは，互いに信頼し，熱意をもって結束して行動する。

---

1) ジョン・P・コッター：コッターの企業変革ノート. pp. 20-23, 日経BP社, 2002.

第3段階:適切なビジョンをつくる

変革に成功した事例では,変革推進チームが,賢明で簡明で心躍るビジョンや戦略を策定している。

第4段階:変革のビジョンを周知徹底する

次にビジョンや戦略を周知徹底する。シンプルで琴線にふれるメッセージを情報のあふれていない,いくつものチャンネルを通して伝える。

第5段階:従業員の自発的な行動を促す

変革に成功した事例では,自発的に行動する人が増える。ビジョンに基づく行動を妨げていた大きな障害が取り除かれる。

第6段階:短期的な成果を生む

変革に成功した事例では,自主性をもった人々がビジョンに基づいて動くようになると,短期的な成果を生み出す。成果は欠かせないものである。

第7段階:さらに変革を進める

変革に成功した事例では,変革リーダーはさらなる変革を推し進める。最初の成果が上がると,変革に勢いがつく。当初の変革が定着する。

第8段階:変革を根づかせる

変革に成功した事例では,各階層の変革リーダーが,新しい文化を育てることによって変革を根づかせている。新しい文化とは,ある集団で共有される行動規範や価値観であり,成果を

生み出す行動が十分な期間続くことによって育まれる。

　コッターは，変革の流れとして，「世界は複雑なのだから，厳密に8段階の流れに沿って進まないものもある。だが，この8段階は，大規模で意味のある変革にみられる基本的なパターンである」とし，1～8の順序を守ることが大切であると指摘しています。

2 看護に寄せて読み替えてみると

コッターは，一般企業を対象に研究を重ねて成功の秘訣とも言える変革の8段階を見出しました。ここでは，読者の皆さんが，看護の現場で変革の8段階をどのように応用していけばよいのか具体的なイメージをもつことができるよう解説します。

変革の規模

本書では，看護の現場として病院を想定しています。したがって，変革の最大規模は病院全体で，最小単位は病棟や外来といった1部署になりますが（▶13ページ，図1-3），とくに本書では，病棟や外来といった1部署での変革を想定しています。変革とは，「これまでのやり方と何かを変えること」ですので，私は，1つの部署で行われる小規模の業務改善も変革に含まれると考えます。

変革の主導者と変革に関係する人々

そして，変革の主導者としては，病院のなかの中間管理者である看護師長を想定しています。看護師長には，時代の変化に応じて，よりよい看護を提供していくために看護現場を変革していくことが求められますし，職位に伴うパワーがあるため，

変革を実行しやすいと言えます。

　変革に関係する人々は，変革規模が病棟や外来といった1部署であれば，部署に所属する職員全員であり，病院全体であれば病院の全職員になります。ただし，第4章で説明するように，変革主導者は第2段階で変革推進チームをつくります（▶59ページ）。この変革推進チームが中心となり，変革を導いていきます。変革推進チームの構成メンバーは多くても10人程度と考えてよいでしょう。

　変革の内容によっては，病棟の看護師だけではなく，認定看護師や専門看護師など専門的な知識・スキルをもち，組織横断的に活動している看護師，さらに，医師や理学療法士，ソーシャルワーカーといった看護職以外の職員も変革推進チームのメンバーに含めるとよいでしょう。

コッターの企業変革8段階——看護現場へのアレンジ

　コッターの企業変革は，一般企業を対象としているために，著作のなかで使用している用語や事例が看護現場にはなじみのないものです。そこで看護現場に合うように，各段階の表現を読者に問いかける形にアレンジしました。これらの問いに全て答えることができたなら，皆さんの変革はきっとうまくいくと思います。

　　第1段階：危機意識を高める → 問題と思っているのはあなただけではないですか？
　　第2段階：変革推進チームをつくる → 味方はいますか？
　　第3段階：適切なビジョンをつくる → あなたが変革し

たいことを分かりやすい言葉で表現できていますか？

　第4段階：変革のビジョンを周知徹底する → あなたが変革したいことを周りの人は知っていますか？

　第5段階：従業員の自発的な行動を促す → 周りの人たちもやる気になっていますか？

　第6段階：短期的な成果を生む → 取り組んでみたことで変化はおきましたか？

　第7段階：さらに変革を進める → なかだるみしていませんか？

　第8段階：変革を根づかせる → いつのまにか，元のやり方に戻っていませんか？

0段階の追加

　さらに，私は，第0段階として，**「問題の証拠を集める→本当に変革すべき問題なのですか？」**を追加しました（ 表3-1 ）。私は，変革（これまでのやり方と何かを変えること）とは，問題（＝変革すべきこと）の明確化＋解決策の立案・実施・定着，であると考えます。

　コッターの8段階は，後半部分の「解決策の立案・実施・定着」を成功させるための秘訣と言えますので，前半部分の「問題（＝変革すべきこと）の明確化」については言及していません。問題は何かが明確に決まっていれば，第1段階から進めてよいのですが，問題があやふやなままに解決策を進めては，その解決策は的が外れたものとなり，全くと言っていいほど効果はのぞめず，第1～8段階にかけた時間と労力が無駄になります。

　このため，私は，問題を明確化する段階こそ，もっとも難し

表3-1 コッターの企業変革8段階の看護現場へのアレンジ

	コッターの表現	看護現場に合うようにアレンジした表現
第0段階		（問題の証拠を集める）本当に変革すべき問題なのですか？
第1段階	危機意識を高める	問題と思っているのはあなただけではないですか？
第2段階	変革推進チームをつくる	味方はいますか？
第3段階	適切なビジョンをつくる	あなたが変革したいことを分かりやすい言葉で表現できていますか？
第4段階	変革のビジョンを周知徹底する	あなたが変革したいことを周りの人は知っていますか？
第5段階	従業員の自発的な行動を促す	周りの人たちもやる気になっていますか？
第6段階	短期的な成果を生む	取り組んでみたことで変化はおきましたか？
第7段階	さらに変革を進める	なかだるみしていませんか？
第8段階	変革を根づかせる	いつのまにか，元のやり方に戻っていませんか？

く，もっとも重要であると考え，第0段階を追加しました。

変革を成功させるために

　変革を成功させるためには，8段階のなかでもとくに第0～3段階が重要です。問題を明確化し，関係する人々の危機意識を高め，変革推進チームをつくり，適切なビジョン（目標）を設定するまでの段階ができれば，変革を軌道に乗せることができると思います。第0～3段階では，問題の本質をつかむための分析的な思考力や人々に効果的に影響力を与えて巻き込む力，適切なビジョン（目標）を設定するために概念化する思考力が，変革主導者に求められ，苦労を伴います。これらの段階をこえ

た後,第4〜8段階は,応用性の高い標準的な方法がありますので(第4章で紹介します),まずは第0〜3段階を着実に実行する必要があります。

　本書では,第0〜8段階の各段階で,エクササイズとして,共通の2つの事例,「①認知機能が低下した患者への抑制を減らしたい」「②1年目看護師の指導体制を整備したい」を使いながら,どのように変革を計画し実施していけばよいのかを示していきますので,皆さん自身が変革を計画する際の参考にしていただきたいと思います。

　皆さんが,本書で,コッターの企業変革8段階の看護版を学ぶことによって,あたって砕ける業務改善を脱却し,効果的に変化をおこし定着させるための力をつけていただくことを期待しています。そして,皆さんが取り組んだ変革が,患者や家族によりよい看護をもたらすことや看護師の働く環境を改善することにつながるように願っています。

第4章

看護現場での変革を成功に導く0〜8段階のプロセス

第0段階
問題の証拠を集める
——本当に変革すべき問題なのですか?

　コッターの企業変革8段階は，その名の通り，変革を成功させるための8つの段階を指します。ここでは，元々，コッターの企業変革8段階にはなく，私が必要だと考えて追加した0段階「**問題の証拠を集める**」について説明します。

　この段階では，あなたが変革すべきと考えていることが本当に変革すべき問題なのかについて，証拠を集めて慎重に確認しましょう。

問題を明確にする段階の重要性

　コッターの企業変革8段階の特徴は，すでに変革すべきことが明確にあり，そのうえで変革を成功に導くための8つのステップを示していることにあります。問題解決のプロセスに置き換えると，問題は明らかで，その解決のためのステップを説明しているのです。したがって，問題が何かを明確にできている場合は，すぐにこの8段階を活用して，解決に取り組むことができます。一般企業のなかでも営利企業は，利益を上げるという目標があるので，利益を阻むことが「問題」になります。そのため，問題の設定は比較的容易と言えます。

　しかし，私が講師として担当する問題解決の研修会などで，受講者の看護師や看護管理者の方とやりとりすると，看護師や看護管理者の方は，解決方法に進む前の問題を明確にする段階

でつまずくことがあることが分かりました。例を挙げて説明します。

「看護師と看護補助者の連携がうまくできていない」ことに関する看護師長からの相談例

　ある看護師長の方は、「看護師と看護補助者の連携がうまくできていない」ことを問題として挙げていました。私が、この看護師長の方から詳しい話を聞くと、一部の看護師が「看護補助者に仕事を頼んでもやってくれない」という不満をもっていること、一方、看護補助者は「複数の仕事をかかえて手いっぱいのところで、看護師に仕事を頼まれてもできない」と言っていることが分かりました。

　私から、「看護師は、いつどのようなタイミングでどんな仕事を看護補助者に依頼していて、看護補助者はどのように断っているのですか？」と、看護師長に質問すると、「詳しいことは分かりません」という返答でした。

　看護の現場で、看護師は、科学的な根拠に基づき患者の看護問題を明確にし、問題解決のための看護計画を立案することには慣れています。患者の看護問題も、組織の問題も、明確化するためには同じような思考プロセスを辿ります。しかし、組織の問題（＝変革すべき問題）となると、看護管理者にとって明確化することが難しくなるようです。その理由として、看護師は、看護基礎教育も含めて組織の問題の捉え方について学ぶ機会が少ないことが挙げられます。前述した看護補助者の事例のように、一部の部下の発言で、"問題に違いない"と思い込み、解決しなければならないと考えることが看護管理者の方にはあるように思います。

この事例の場合，問題は「看護師と看護補助者の連携がうまくできていない」ことですので，まずは，誰がみても「確かに，看護師と看護補助者の連携がうまくできていない。これは問題だ」と納得できる証拠を集める必要があります。変革すべき問題がぼやけていると，解決方法も的が外れたものになり，結果としてうまく解決することはできません。問題を設定して証拠を集めた結果，当初考えていた問題とは異なることが本当は問題だったと気づくこともありますが，それはそれで非常に重要な気づきです。いずれにせよ，**問題の証拠を集めて，問題を明確化すること**が重要です。

問題の証拠はSデータとOデータに分けて集める

　問題の証拠を集める方法として，私は，看護師や看護管理者にとってなじみの深い看護過程を応用した方法をおすすめします。看護過程は，ご存知のように，情報収集，アセスメント，看護問題・看護計画の立案，実施，評価の段階を辿ります。看護問題を明確化するためには，アセスメントが必要で，アセスメントするためには根拠となる情報が必要です。私は，この思考プロセスは，変革すべき問題を特定する際にも応用できると考えます（図4-1）。

　つまり，変革の0段階として，問題に関する**Sデータ（主観的データ）**と**Oデータ（客観的データ）**を集めて，問題として特定できるだけの根拠を示すのです。Sデータとして，いつ，誰が何と言ったかを示し，Oデータでは，自分の目で見た客観的事実を示すとよいでしょう。問題に関連する事例を複数集めることでも，説得力をもたせることができると思います。問題に関するSデータやOデータの数が少ない場合は，問題とし

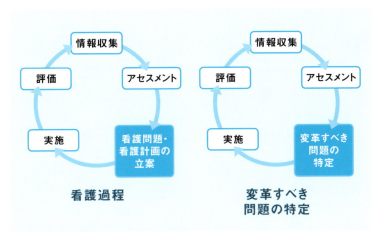

図 4-1　看護過程と変革すべき問題の特定

て特定するための根拠が不十分ですので，引き続き情報収集をするか，一旦，その問題は保留とすることもできます。根拠となる情報を集めることによって，漠然と考えていた変革すべき問題を明確に表現できるようになると思います。

S データを集めるコツ

★ 患者本人や，家族，関係する医療者の発言を整理する。
★ 看護師間の問題の場合，双方の考えを聴取し整理する。

O データを集めるコツ

★ 患者のカルテや記録を確認する。
★ 聞いたことだけでなく，自分の目で確かめる。
★ 問題に関する体制や仕組み，やり方を確認する。

Exercise 第0段階

次の2つの事例を読んで,考えてみましょう。

事例1
認知機能が低下した患者への抑制を減らしたい

看護師長であるあなたは,認知機能が低下している患者に,病棟看護師が必要性を十分に吟味せず抑制帯を使用しつづけていることを目にしたり聞いたりする機会があり,問題だと思っています。問題の証拠となるSデータやOデータとして,どのような情報を集めればよいでしょうか。

ヒント

- Sデータとして患者や家族,関係する医療者の発言を整理する。
- Oデータとして,カルテの記録を確認する,病室を訪問して自分の目で患者の様子を確認する。

Sデータの例

- 先日退院した患者Aさん(男性・70歳代)は,入院中に両上肢の抑制をされていた。Aさんは「こんなところ嫌だ。早くうちに帰りたい」と泣いていた。
- Aさんの家族が,抑制されて泣いているAさんを見て「お父さんがかわいそう」「これ(抑制帯)を外すことはできないでしょうか」と言っていた。
- Aさんを担当する訪問看護師が,退院後にAさんが「病院で手を縛られたことが死ぬほど嫌だった」と言っていた,と

私に教えてくれた。

> **〇データの例**

- カルテを確認すると，Ａさんは，手術当日（術直後）から，退院の前日まで両上肢（手関節）の抑制をされつづけていたことが分かった。病棟看護師にＡさんの両上肢を抑制していた理由をたずねると，「Ａさんに点滴ルートを抜かれると困るからですよ」と答えた。しかし，カルテから，点滴治療が終わった後もＡさんの抑制は続いていたことが分かった。
- 病室をラウンドすると，Ａさんと同じように，点滴ルートなど患者が自分で抜去する可能性がある物が挿入されていなくても，漫然と抑制しつづけられている患者（認知機能が低下しているＢさん，Ｃさん）を見かけた。

どう問題が明確になったか

ＳデータとＯデータを集めた結果，認知機能が低下しているＡさん，Ｂさん，Ｃさんの３人の患者が，点滴ルート等の挿入物がないにもかかわらず抑制されつづけていたことが分かりました。また，看護師の話では，患者に抑制する必要性を十分に吟味しているようには思えませんでした。

したがって，看護師長であるあなたが考えた「認知機能が低下している患者に，病棟看護師が必要性を吟味せず抑制帯を使用しつづけていること」という問題には証拠があり，たしかに問題だと言えます。

Point
看護師に「見せる」データを集める

　看護師にとって最も心を揺さぶられるのは，患者の生の声や患者に関する事実データです。看護師長であるあなたが「患者を抑制することはよくない」「明日から患者を抑制することをやめよう」と言ったところで，大義名分であり，看護師の心を動かすことは難しいです。コッターが「見て，感じて，変化する」ことが重要と言うように，看護師に「見せる」ために，患者の生の声や患者に関する事実データを集めることが重要です。

事例 2
1 年目看護師の指導体制を整備したい

　病棟内の教育係であるあなたは，数名の同僚や先輩看護師から話を聞いていて，1 年目看護師の技術習得状況についてチーム内で共有できておらず，1 年目看護師を適切に指導できていないという問題が発生していると思っています。問題の証拠となる S データや O データとして，どのような情報を集めればよいでしょうか。

ヒント

・S データとして，すでに聞いている先輩看護師の声を整理して，さらに実際に指導を受けている 1 年目看護師の声を集める。
・O データとして，現在，病棟に 1 年目看護師の技術習得状況をチーム内で共有する仕組みがないこと，またはあっても

機能していないことを確認する。

> **S データの例**

- リーダー看護師 A さんから，「1 年目看護師の技術習得状況がよく分からないから，毎日，1 年目看護師の受け持ち患者を決定するときに迷う」や「その日に指導すべき内容がよく分からず，どこまで 1 年目看護師にやってもらうべきか悩む」という声を聞いた。
- プリセプターの B さん（4 年目看護師）より「1 年目看護師の技術習得状況を，1 年目看護師の指導にかかわる全ての看護師に伝えることが難しくて困っています」と相談された。
- 1 年目看護師 C さんが「これまで経験したことのない技術を実施する際は，その都度，一緒にケアに入ってもらう先輩看護師に"初めてです"と伝えているものの，いつから自分が 1 人でやっていいのか分からず，戸惑っている」と言っていた。

> **O データの例**

- 1 年目看護師の技術習得状況について，3 か月ごとにプリセプターと 1 年目看護師とで確認しているが，それ以外のタイミングでは確認していない。また，確認した内容は，病棟全体の看護師には伝達していない。

どう問題が明確になったか

　S データと O データを集めた結果，同僚や先輩看護師だけでなく，プリセプターの看護師や指導を受けている 1 年目看護師も，技術習得状況がチーム内で共有されていないために困っていることが分かりました。また，1 年目看護師の技術習得状

況について，プリセプターと1年目看護師のみしか把握する仕組みがないことも明らかになりました。

したがって，病棟内の教育係であるあなたが考えた「1年目看護師の技術習得状況についてチーム内で共有できておらず，1年目看護師を適切に指導できていない」という問題には証拠があり，たしかに問題だと言えます。

Point
特定のスタッフの言い分を鵜呑みにしない

看護師間で発生したと考えられる問題の場合，特定のスタッフの言い分を聞いただけで問題を特定することはやめましょう。下手をすると，新人看護師 VS 先輩看護師のような対立をあおる可能性があります。

この事例の場合では，「自分の技術習得状況を説明しない新人看護師がわるい」というように，誤った問題設定をしてしまう可能性があります。特定のスタッフのみではなく，様々な立場のスタッフの話を聞くことで，問題の本質に近づくことができるでしょう。

Point
人だけでなくシステムにも目を向ける

看護師間で発生したと考えられる問題の場合，発生原因を特定のスタッフに限定して悪者扱いすることもやめましょう。もちろん人に起因する問題もありますが，人の力ではどうしようもできない体制や仕組みによって発生する問題も多くあります。

第0段階　問題の証拠を集める

　この事例では，1年目看護師の技術習得状況についてチーム内で共有する仕組みがありませんでした。問題の原因を短絡的に捉えることのないように留意して，問題には様々な発生要因があることを心にとめて多角的な視点で情報を収集しましょう。

　問題の証拠となるようなデータを集めることは，これから変革に着手するあなたの頭のなかを整理して問題を明確化するうえでも重要ですし，次の段階で関係者の危機意識を高めることにも活用できます。誰が見ても確かに問題である，と納得できるように証拠となる情報を集めましょう。断片的な情報で問題に違いないと思い込むのではなく，本当に問題とよべるような現象がおきているのか，誰がどのように困っているのか，という事実を明らかにすることが重要です。

第1段階
危機意識を高める
―― 問題と思っているのはあなただけではないですか？

0 段階で問題の証拠集めができたなら，次の段階に進みましょう。ここでは，変革に関係する人々が，あなたと同じように問題意識をもてるように働きかけます。この段階では，変革に関係する人々が，十分に問題意識をもつことができているか，つまり，問題と思っているのは自分だけではないことを慎重に確認しましょう。コッターはこの第1段階について次のように述べています。

> 変革を成功させるには，第1段階として，十分な数の人材が十分な危機意識をもって行動する状況を作り出さねばならない。つまり，どんな機会があり，何が問題なのかを必死に探り，周りをやる気にさせ，「やるぞ」という気概をよびおこすのである。危機意識が十分でなければ，大規模な変革は，巨大な岩を高い山に押し上げるような虚しい行為になりかねない[1]。

コッターは，変革の第1段階として「危機意識を高める」こと，言いかえると「行動をおこすきっかけをつくる」ことが重要であると述べると同時に，変革の8段階を通して第1段階がとくに重要であると強調しています。コッターが示した分かりやすい事例を2つ紹介します。

---

1) ジョン・P・コッター：ジョン・コッターの企業変革ノート．p. 37，日経BP社，2002．

①怒れる顧客を映したビデオ[2]

　ある企業では，主力製品の不良について，工場の従業員の危機意識の欠如を問題視した。そこで，顧客に製品の品質について苦情を言ってもらい，その様子をビデオに撮ることにした。録画した映像を工場の従業員（400人あまり）に見せて，感情に訴える方法が取られた。従業員のなかには，自分たちの非を認めなかった者もいたが，次第に，顧客の声にもっと耳を傾けるようになった。結果として，従業員のあいだに悲観論や恐れ，怒りが広がらず，危機意識が高まったため，変革は順調に滑り出した。そのカギとなったのがビデオだ。ビデオが示したのは以下の点である。

- きわめて具体的な視覚に訴える情報（「顧客の7.2％」といった漠然としたデータではない）
- 劇的な事実（顧客志向に関する退屈なスピーチではない）
- 顧客の目から見た本当の問題（幹部の「意見」ではない）
- 感情を揺さぶる情報（「何だって？」「ひどい！」と感じるもの）
- 幹部が怒ったり，脅したりしなくても，根拠のないプライドを抑える機会になる（「ばか者」などと言わなくていい）

②役員室のテーブルに置かれた手袋[3]

　ある企業では，工場で使用する物品の購買プロセス全般に問題があり，巨額の資金が無駄になっており，将来もこの状態が続くと思われた。問題の大きさを把握しようと，夏休みで研修中の学生に，工場で何種類の手袋が購入され，費用はいくらかかっているのか，簡単な調査を依頼した。単純化するために，すべての工場で使われ，誰にでもわかる費目1つ（手袋）に絞った。調査の結果，工場で購入している手袋は，424種類にのぼり，工場ごとに発注先が異なり，価格交渉も個別に行っており，同じ手袋でも工

---

[2] ジョン・P・コッター：前掲書1）．pp. 40-44.
[3] ジョン・P・コッター：前掲書1）．pp. 54-57.

> 場により購入価格が異なることが分かった。学生は，424種類のすべての手袋に価格と工場名を書いたタグをつけ，ある日，全部の手袋をまとめて，役員室のテーブルに並べた。そして各部門のトップを役員室に招いた。手袋は順次，展示することにし，全部門に持ち込んだ。結果として，あらゆる階層に，「これほどひどかったのだ」という感覚を植えつけた。これは，購買プロセスを大幅に変更する改革の力になり，数億ドルが節約できた。

コッターが示した2つの事例は，あまりコストがかからず簡便な方法で，従業員が，見て，感じて，変化することを促すものです。2つの事例から学ぶべきことは，**「事実」を従業員に「直接」見せる**ということです。怒れる顧客にしても手袋にしても，数値データなどに加工したり，変革主導者が代弁したりするのではなく，変革すべき問題のありのままの姿を見せることが重要です。これによって，多くの従業員の危機意識を高めて，変革に向けて順調に滑り出すことができました。

ここで，この段階でよくある間違いを2つ紹介します。

1 人だけで行動に移さない

1つ目は，「証拠も集まったし，早速変えよう！」と立ち上がり，自分1人で行動に移すことです。

私が総合病院の脳神経外科病棟で看護師として働いていたときの話です。当時，病棟には脳腫瘍の患者が入院していました。とくに悪性の脳腫瘍の場合，患者の予後は1年と短く，患者の家族にとって患者を亡くした後の喪失感が大きいことを，私は問題だと確信していました。

私は，何か家族のためのケアができないかと考えて，がん看護の文献を調べたり，母校の教員に相談したりして，受け持ちの脳腫瘍患者と家族への看護計画を工夫して立案しました。例えば，できるだけのことはした，という思いを家族にもってもらうために，患者が入院している間，家族にも入浴介助などの清潔ケアに加わってもらいました。当時の私は，予後不良の悪性脳腫瘍の患者の家族へのケアは非常に重要で，とにかく私1人でもいいから，よい看護を提供しようと燃えていました。しかし，私が1人でできることには限界がありました。同僚の看護師や看護師長は，私が悪性脳腫瘍の患者の家族へのケアを工夫していることについて気にとめる様子はなく，私の実践が病棟内に広がることはありませんでした。

　私は，よくある1つ目の間違いをしていたのです。当時の私のように，とくに管理職に就いていない看護師は，理想の看護に燃えて自分1人で突っ走り，結果として，周囲の看護師を巻き込むことができずにうまくいかないという失敗をすることがあると思います。コッターがいうところの「十分な数の人材が十分な危機意識をもって行動する状況をつくり出さねばならない」点において，私は失敗したのです。

危機意識が共有されているとは限らない

　2つ目は，「証拠も集まったし，みんなも私と同じように問題と思っているに違いない」と確信し，いきなり，ビジョン（目標）を提示することです。看護師長など管理職に就いている看護師は，病棟の看護の方針を決める権限をもっていることから，この間違いをすることがあります。ここではある病院の看

護師の方から聞いた話を紹介します。

　その方の病棟も脳神経外科病棟で，看護師長は，遷延性意識障害の患者を対象に音楽療法を行い，患者の意識レベルの回復を目指す試みを始めたそうです。その方の話では，音楽療法を病棟で取り入れることについて，看護師長から詳しい説明はなく，ある日を境に，決まった曜日に音楽療法士が病棟にやって来るようになったそうです。看護師たちは，患者に音楽を聞かせるために，朝10時に患者をリクライニング式の車椅子に移乗し，病棟ロビーに連れて行くことになりました。遷延性意識障害の患者ということもあり，車椅子への移乗は看護師3人がかりで，ロビーでは痰の吸引が必要になることもしばしばあったそうです。ロビーに吸引器はなく，患者の痰の吸引が必要になるたびに，ロビーで患者とともに音楽を聴いていた看護師長は，患者の車椅子を押して病室に戻り，看護師を呼ぶということがたびたびあったそうです。

　急性期病院なので，遷延性意識障害の患者ばかりではなく，病棟には，クモ膜下出血の開頭術後など生命の危機的状態にある患者も多く入院していたとのことでした。また，朝10時は清潔ケアの時間でもあるため，看護師にとって，意識障害の患者数人を順番に車椅子に乗せ，ロビーに連れて行くことはひと苦労だったそうです。意識障害の患者に対して，音楽で刺激を与えて覚醒を促すことの重要性は理解できますが，"とてもじゃないけどできない"というのが看護師たちの本音のようでした。つまり，看護師長は音楽療法が患者にとって重要と考え，音楽療法を導入したにもかかわらず，看護師たちは音楽療法の必要性について納得できず，看護師長の命令でしかたなく行っていたということです。これでは，病棟内で音楽療法を広めていくことは難しくなります。

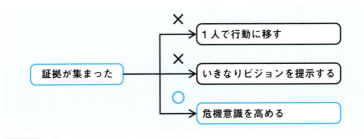

図4-2 第1段階でのよくある間違い

　さて，私の失敗にもこの看護師長の失敗にも共通した点は何でしょうか。自分1人の問題意識に基づき，独りよがりで行動してしまったことです（図4-2）。

看護の現場で危機意識を高めるには

　では看護の現場で，どのように看護師たちの危機意識を高めることができるでしょうか。コッターの説明では，怒れる顧客や手袋の事例が紹介されており，「事実」を従業員に「直接」見せることが重要だと示されていました。しかし，看護の現場で，怒れる患者をビデオに撮るということは現実的には難しいです。看護現場への応用例として，私の経験を紹介します。

> 事例　**入院した高齢患者のADLを落とさないプロジェクト**

　総合病院で看護師長として働いていたときの話です。私が管理していた部署の1つは，病診連携病棟で，患者のかかりつけである地域の開業医からの紹介患者を受け入れており，内科系の疾患で高齢の方が多く入院していました。病診連携病棟のため，私を

含めた病棟の医師や看護師は，地域の開業医や訪問看護師と連携する機会が多く，つながりが深かったです。

中堅の看護師からの問題提起

私が師長2年目になったとき，何か新しいことを病棟でやろうと考えはじめました。病棟の中堅看護師たちと話をすると，「当病棟に入院してくる患者や退院した患者が，自宅療養中に褥瘡をつくってしまうことがあり，問題だと思う」「訪問看護師の褥瘡に関する知識やスキルが低いのではないか」という問題提起があり，さらに「訪問看護師を対象に，病棟で褥瘡に関する勉強会を開いてはどうか」という提案がありました。

本当に問題かを確かめるために中堅看護師を研修へ

私は，妙案だと思いましたが，本当に訪問看護師の褥瘡に関する知識やスキルが低いのか，訪問看護師は褥瘡に関する勉強会に参加することを希望しているのか，確信をもてませんでした。

そこで，褥瘡に関する勉強会を発案した病棟の中堅看護師3人を，よく連携している地域の訪問看護ステーション3か所（1人1か所）に1日間の研修に出すことにし，訪問看護の現場を実際に見てもらうことにしました。私から訪問看護ステーションの管理者に依頼すると，快く引き受けてくれました。研修といっても，あまり形式張らず，訪問看護師に付いて自宅療養している利用者宅を訪問し，訪問看護師とともにケアをしたり，訪問看護師から様々な話を聞いたりするという内容にしました。

研修を終えて

研修を終えて病棟に帰ってきた看護師は，興奮気味に「師長さん!! 聞いてください！」と私のところに報告にやってきまし

た。なんでも，病棟看護師が，褥瘡に関する勉強会のアイディアを訪問看護師に話したところ，「今はいろんなところで褥瘡ケアの勉強会は開かれています。おたくの病棟でわざわざ私たちのために勉強会を開いてもらう必要はありません」「それよりも，病棟に入院した患者のADLが落ちないように，入院中はしっかりケアしてください」「入院をきっかけに患者のADLが落ちると，退院後の家族の介護負担が増えますし，介護保険での介護度も変わってくるから再申請しなければいけなくなるのですよ。困ります」と言われたとのことでした。

危機意識の高まり

　研修に行った看護師たちは，当初の自分たちの提案を否定されて驚いたようです。それと同時に，訪問看護師と直接話をしたり，当病棟を退院した患者が自宅で療養する姿を見たりしたことで，自宅で療養生活を送るうえでADLを高く維持することがいかに重要なのかということを思い知ったのです。この研修をきっかけに3人の中堅看護師が中心となり，入院した高齢患者のADLを落とさないというプロジェクトが始動しました。3人の中堅看護師たちの危機意識は十分に高まったのです。

　私の事例では，はじめから入院した高齢患者のADLを落とさないことに着目していたわけではないのですが，結果として，病棟看護師の危機意識を高めることに成功したと言えます。コッターの例と同じように，病棟看護師が，直接，自宅療養している患者（顧客）を見たこと，普段話す機会のない訪問看護師（訪問看護師も病棟看護師にとっては顧客）と腹を割って話したことが，危機意識を高めることの成功要因だったと言えま

す。

　もし，看護師長である私が，トップダウンで「入院した高齢患者のADLを落とさない」という目標を突然掲げたとしたら，病棟看護師たちの賛同は得られなかったと思います。目標（ビジョン）を掲げるタイミングについては，第3段階（▶72ページ）で説明します。ここでは，第1段階で，目標（ビジョン）を示してはいけないということをよく覚えておいてください。

危機意識を高めるコツ

★ スタッフが，患者を直接見る，患者や患者に近い医療者と直接話をする機会をつくる。
★ 病棟会など病棟スタッフが集まる場で，問題に直面しているスタッフ自身に話をしてもらう。

Exercise 第1段階

　40ページの続きの事例です。考えてみましょう。

事例1
認知機能が低下した患者への抑制を減らしたい

　看護師長であるあなたは，認知機能が低下している患者に，病棟看護師が必要性を十分に吟味せず抑制帯を使用しつづけていることを目にしたり聞いたりする機会があり，問題だと思っています。問題を裏付ける証拠も集めることができました。あなたなら，どのように関係者の危機意識を高めますか。

> ヒント

- 1人で早速変えようとしない。
- 説得・叱責してスタッフを動かそうとしない。

> 危機意識を高める方法の例

- 病棟看護師が訪問看護師とともに，退院後のAさん宅を訪ねて，抑制帯を使用せずに暮らすAさんを自分の目で見る機会をつくる。その際，病棟看護師がAさん本人，Aさんの家族，Aさんを担当する訪問看護師とともに，入院中の生活(とくに抑制された経験)について話ができるよう，訪問看護師にあらかじめ依頼しておく。
- Aさんを担当する訪問看護師を病棟に招き，病棟会などで，Aさん本人が「入院中に抑制されていてつらい思いをした」と退院後に語ったことを話してもらう。

どう危機意識が高まるか

　看護師は，退院したAさんから，直接自分たちが行っていた抑制についてフィードバックを得ることで，抑制することで患者につらい思いをさせていたという事実を突きつけられます。これによって，看護師の「患者を抑制することはよくない」という危機意識を高めることができるでしょう。

Point
患者の思いはできる限り生の声で伝える

　病棟看護師の危機意識を高める方法として，看護師が患者の生の声を聞くことが効果的で，最も看護師の心を揺さぶります。看護師の心に訴えかける方法として，できるだけ，看護師

が直接患者からフィードバックを受けられる機会をつくることが重要です。患者本人に話してもらうことが難しい場合は，患者の思いをよく知る家族や訪問看護師に代弁してもらう方法でもよいです。

　もし，看護師長であるあなたが，患者の思いを看護師に伝える場合は，抑制されている患者全般について，「つらい思いをさせている」と漠然と伝えるよりも，抑制されたことでつらい思いをしたと言葉にしている（または，していた）1～2人の患者を選び，その患者の言葉として伝えると効果的です。看護師の頭に特定の患者の顔が浮かぶことで，より強く看護師の心に訴えかけることができます。

Point
非難することを避ける

　最も避けるべきことは，看護師長が，上司という立場から，看護師に対して患者を抑制していることを非難することです。看護師は，患者の安全を守るために，いたしかたなく患者を抑制していることが多く，看護師長に言われるまでもなく，患者の尊厳を守ることができていないことに葛藤を感じていることも多くあります。

　看護師は，看護師長から非難されたと感じると，萎縮したり，反発したり，場合によっては，看護師長の見えないところで患者を抑制するという行動をとることもあります。そのため，看護師を非難するというやり方では，危機意識を高めることにはなりません。

> **事例2**
> ## 1年目看護師の指導体制を整備したい
>
> 病棟内の教育係であるあなたは,数名の同僚や先輩看護師から話を聞いていて,1年目看護師の技術習得状況についてチーム内で共有できておらず,1年目看護師を適切に指導できていないという問題が発生していると思っています。問題を裏付ける証拠も集めることができました。あなたなら,どのように関係者の危機意識を高めますか。

ヒント

- 先にビジョンを策定しない。
- 個々人の危機意識が高まり,問題を共有する場が必要。

危機意識を高める方法の例

- 病棟会で,「1年目看護師の技術習得状況の共有」を議題に挙げ,プリセプター,プリセプター以外で1年目看護師の指導にかかわる看護師,1年目看護師それぞれから,技術習得状況を共有できていないために困っている状況を話してもらう。あらかじめ,看護師長である私が,病棟会で話をしてもらう看護師を決めておき,依頼しておく。

Point
病棟全体で問題意識を共有する

この事例では,病棟内の看護師の大半が,1年目看護師の技術習得状況についてチーム内で共有できておらず,1年目看護師を適切に指導できていないことについて,悩みや戸惑いを感

じていると考えられます。この場合，すでにスタッフ個々の危機意識は高まっていると考えられ，危機意識を高める方法を工夫する必要はあまりありません。ただし，スタッフ個々の危機意識が高まっているだけでは不十分で，病棟全体として問題を共有し，同じ方向に向かってスタッフ全体の危機意識を高める必要があります。

　この事例では，1年目看護師の技術習得状況の共有ができていないという問題があることを病棟全体で共有し，「なんとかしないといけない」という危機意識を高めることが重要です。そのためには，病棟会など多くのスタッフが集まる機会を活用して，皆が同じように困っている状況を率直に話し合って共有することが重要です。

第 2 段階

変革推進チームをつくる
――味方はいますか?

看 護師たちの危機意識を高めることができたら，次の段階に進みましょう。ここでは，自分が問題だと思っていることに賛同して一緒に解決に向けて取り組む人，つまり味方を集めます。第 1 段階での私と看護師長の方の失敗事例を思い出してください（▶48～50 ページ）。いずれも，自分 1 人でなんとかしようとしたことが失敗を招いたと言えます。コッターは第 2 段階について以下のように説明しています。

> 危機意識は，変革を担う適切な人材を集め，結束を強めるうえで大いに役に立つ。危機意識があれば，個人としてのリスクを冒しても，変革を担おうとする者が増える。短期的に報酬が増えるわけではなくても，進んで協力しようとする者が増える。とはいえ，適切な人材が，互いに信頼し，熱意をもち，結束して変革を担うには，さらなる努力が必要だ。これが第 2 段階での課題となる。
>
> 強力な変革推進チームには，2 つの要件がある。適切な人材が揃い，結束していなければならない。「適切な人材」とは，相応しいスキルと統率力があり，組織内で信頼され，個別の組織改革に対処できる人脈をもっている人物を指す[1]。

コッターが第 2 段階で取り上げた事例では，企業合併によっ

---

[1] ジョン・P・コッター：ジョン・コッターの企業変革ノート．p.67, p.72, 日経 BP 社，2002．

て生じた2つの派閥や戦争終結によってこれまで敵対していた複数の部隊を1つにまとめる必要が生じた内容が紹介されています。これらの事例で，コッターは，メンバー同士が信頼し合うチームを築くことがいかに困難であるかということと，チームを築くための方法を解説しています。しかし，これらの事例は看護の現場では想定しにくく，看護の場での変革に応用することは難しいです。

そこで，看護現場で，どのように変革推進チームをつくっていけばよいか，私の2つの経験から考えてみたいと思います。

変革推進チームのメンバーをどのようにするか

1つ目は，再び，私が看護師長だったときの高齢患者のADL維持の事例を取り上げます。

> **事例** 入院した高齢患者のADLを落とさないプロジェクト

「入院した高齢患者のADLを落とさない」プロジェクトは，当初，私と訪問看護ステーションに研修に行った3人の中堅看護師の4人がチームとなり，始動しました。

プロジェクト始動後の壁

始動したのち，私たちは，ある壁にぶつかりました。入院した高齢患者のADLを維持できたことを確認するには，入院時と退院時に患者のADLを測るための指標が必要です。その当時，当病棟では患者のADLを測る指標をもっておらず，どのように測定すればよいか分からなかったのです。

専門の部門への相談からチームメンバーへ

　そこで，私から理学療法部門の管理者に連絡し，相談にのってほしいことを伝えました。その後，チームメンバーの看護師が理学療法部門の管理者に相談に行き，ADL測定指標の1つであるバーセルインデックスについて紹介され，私たちは，これを患者のADLの測定に用いることを決めました。また，入院した高齢患者のADLを維持するためには，看護師はもちろんのこと，患者のリハビリテーションを担当する理学療法士の働きかけも重要です。そのため，理学療法部門の管理者の方にも変革推進チームに入ってもらいました。

　この事例でのチームメンバーは，最終的に，看護師長の私，中堅看護師3人，理学療法部門の管理者1人の計5人になりました。この事例では，中堅看護師3人のように危機意識が高まっているスタッフをメンバーに含めたこと，そして，理学療法部門の管理者のように変革のために必要な知識をもつ専門家（他職種）をチームに含めたことが変革を推進していくうえでよかったと考えます。

　どの職種をメンバーに含めるかは，変革する内容によって異なると思いますが，とくに患者に提供する看護にかかわる内容ならば，看護以外の職種や専門看護師および認定看護師などの特定の知識やスキルをもつ人的リソースを活用することで，よりよい変革を実現できると思います。

　2つ目も，私が看護師長をしていたときの話です。

> 事例　**看取りのケアを充実させるプロジェクト**

　私は，病棟内で患者の看取りケアを充実させるプロジェクトを立ち上げました。

プロジェクトを立ち上げたきっかけ

　プロジェクトを立ち上げたきっかけは，病棟のなかでもおもに個室の患者を担当する看護師から，「夜勤のたびに，患者を看取り死後の処置をしている。元気になって退院していく患者の姿を見ることができず看護師としてのやりがいを感じられない。異動したい」と言われたことです。

　当病棟には高齢の患者が多く入院しており，肺炎，心不全，がんなどで亡くなられる方も多かったです。終末期の患者には個室に入っていただき，看取っていたので，当然ながら個室の患者を担当する看護師が死後の処置をすることが多くなっていました。

逆転の発想

　私は，スタッフの話を聞きながら，スタッフが看取りのケアにやりがいを見出し，患者に対して充実した看取りのケアを提供することが重要だと考えるようになりました。ますます高齢化が進む我が国において看取りから目をそらすわけにはいかず，逆転の発想で，看取りのケアの価値や重要性をスタッフとともに見出し共有したいと考えたのです。

チームのメンバーを募る

　私は，病棟会の場で，立候補制で看取りのケアを充実させるチームのメンバーを募りました。メンバーの募集を立候補制にし

た理由は，危機意識が高いメンバーを集めたいと考えたことと，トップダウンで命令するのではなくメンバーの主体性や自主性を重んじたいと考えたためです。

　結果として，10人近いスタッフが手を挙げ，メンバーとなりました。メンバーのなかには，異動を希望していた看護師，がん看護に関心がある2年目看護師，40～50歳代のベテラン看護師も含まれていました。

　私は，変革推進チームをつくる際に，立候補制などで危機意識の高まった適切な人材を集めることで，互いに信頼し，熱意をもち，結束して変革を担うことができると考えます。さらに，この事例では，病院内の緩和ケア認定看護師にもチームに加わってもらい，専門家の視点で助言をもらいながら進めていきました。この事例でのチームメンバーは，看護師長の私，病棟看護師8人，緩和ケア認定看護師1人の計10人になりました。

　さて，取り上げた2つの事例は，いずれも看護師長である私がチームに加わっています。変革推進チームに管理者が加わることの重要性について，コッターは次のように述べています。

> 　部門であれ部署であれ，そこの責任者が変革推進チームで中心的な役割を果たさねばならない。変革への決意が本物だと信頼されるためにも，今度も幹部に梯子を外されるのではないか，との従業員の懸念を取り除くためにも，この点は重要である。いちばん力のある人間を外して変革を行おうとしてもうまくいかない[2]。

---

2) ジョン・P・コッター：前掲書1），p.94.

第1段階で示した私の脳神経外科で勤務していたときの失敗事例では，看護師長を巻き込まず一看護師だけで変革を行おうとしました（▶48〜49ページ）。この事例に限らず，自分たちが変革したいことについて看護師長に理解を示してもらえない場合はとくに，看護師長を除いてやってしまいたいと思うかもしれません。

　しかし，始めはよくても，途中で看護師長に変革を反対されて頓挫することになりかねません。看護師長は部署の責任者で権限をもっていますので，上手に巻き込み味方につけることで変革を成功させやすくなります。

　看護師長をチームに巻き込むことが難しいときには，第1段階に戻り，看護師長の危機意識を高めるために働きかけることが重要です。

変革推進チームをつくるコツ

★ 危機意識が高まっている職員をチームに入れる。
★ 看護師だけでチームをつくらない。
★ 管理者の危機意識が低い場合は，危機意識を高めて，チームに加わってもらう。

Exercise 第2段階

　54ページの続きの事例です。

事例 1
認知機能が低下した患者への抑制を減らしたい

　看護師長であるあなたは，認知機能が低下している患者に，病棟看護師が十分に必要性を吟味せず抑制帯を使用しつづけていることを目にしたり聞いたりする機会があり，問題だと思っていました。あなたは，この問題について裏付けとなる証拠を集めるとともに，病棟看護師の危機意識を高めることができました。あなたなら，どのようなメンバー構成の変革推進チームをつくりますか。考えてみましょう。

> ヒント

- 危機意識の高まっている看護師をチームメンバーに入れる。
- 変革したい問題に関わる役割を担い活動している看護師や高い専門性をもっている看護師をメンバーに入れる。
- 他の職員への影響力の大きい職員を巻き込む。
- 変革に反対しそうな看護師を無視しない。
- 看護師だけでチームをつくらない。
- 管理者を除かない。

> 変革推進チームのメンバー構成例

❶ 当病棟の看護師で，患者を抑制することについて危機意識をもっていて，何とかしたいと考えている者を立候補制で募る。新人看護師から中堅，ベテラン看護師まで誰でも可，3〜5名程度
❷ 医療安全のリンクナース　1名
❸ 「患者の抑制を減らすことなんて無理」と考えており抵抗勢力になりそうで，かつ他の看護師への影響力の大きい看

護師1名
❹ 当病棟の主な診療科の診療部長(または患者への不必要な抑制に対する問題意識の高い医師)1名
❺ 認知症看護認定看護師や精神看護専門看護師など,認知機能が低下している患者の看護について専門性をもっている看護師　1名
❻ 看護師長

❶〜❻でチームをつくる。リーダーは❶の病棟看護師のなかから1名選ぶ。

メンバー❶
危機意識の高まっている看護師

1人目として,危機意識の高まっている看護師をチームメンバーに入れましょう。ヒント(▶65ページ)で示したように,実際に退院したAさん宅を訪問したり,訪問看護師から話を聞いたりして危機意識を高めた看護師がいるならば,チームメンバーに含めて,チームのリーダーを務めてもらうとよいでしょう。危機意識を高めた看護師は,チームメンバーとして不可欠です。

メンバー❷
医療安全のリンクナース

2人目として,病棟内の医療安全のリンクナースをメンバーに含めておくとよいでしょう。患者に抑制帯を使用するか否かということは,患者によるルート類の自己抜去やベッドからの転落が発生する可能性,つまり,医療安全にかかわる問題を引きおこす可能性があります。リンクナースをメンバーに含めることで,おこりうるリスクを想定したうえで,不必要な抑制

減らすための対策を検討することができると思います。

メンバー❸
抵抗勢力になりそうで，かつ，
他の看護師への影響力の大きい看護師

　3人目として，後々，患者にとって不必要な抑制を減らすことを実行するときに抵抗勢力になりそうで，かつ，他の看護師への影響力の大きい看護師をチームに巻き込んでおくとよいです。周囲の看護師から一目置かれている看護師を味方につけることで，「○○さんもチームに入っているから」という理由で，他の看護師がビジョンの実現に協力してくれる可能性が広がります。

メンバー❹
医師

　4人目として，医師を巻き込んでおく必要があります。そもそも患者に対して抑制をするのは，必要な治療を受けてもらうためであり，抑制をしないという選択をすることは，患者の治療継続に影響を及ぼす可能性があります。医師を巻き込むことで，たとえば，自己抜去されたとしても影響の少ない挿入物（例：点滴ルート，胃管等）と，絶対に抜去されてはならない挿入物（ドレーン，尿道カテーテルなど）を医師とともに明確にすることができ，不必要な抑制を減らせる可能性が広がります。

　さらに，病棟全体で不必要な抑制を減らすことに取り組んでいることを医師に知っておいてもらうことで，必要度の低いルートは挿入しないことを検討したり，必要なくなったルート類を早めに抜去することもできるでしょう。

　また，抑制帯の使用を検討する患者は認知機能が低下してい

ることが多いです。患者によっては，認知機能低下の予防や対処のために投薬が必要になることもあるでしょうから，この点からも医師を巻き込むことは重要です。とくに，他の医師への影響力の大きい医師に着目し，チームに加わってもらうことで，患者にとって不必要な抑制を減らすという取り組みをこの病棟の患者の治療にかかわる医師全体に広げていくことを考えましょう。診療部長など，管理者として権限をもっている医師を巻き込むことができれば最もよいですが，患者に対する不必要な抑制に問題意識をもっている（危機意識が高まっている）医師もチームメンバーとしてふさわしいです。

メンバー❺
専門性の高い看護師

5人目として，認知症看護や精神看護分野で専門性の高い看護師が院内にいるならば，チームに巻き込み，専門的な視点で助言を得ることも重要です。入院中に患者が認知機能の低下をきたすことなく過ごすためにはどのような支援ができるのか，といったことや，せん妄を発症した場合はどのような対応ができるのかなど，認知機能低下の予防や対処に関する助言を得ることで，抑制を減らせる可能性が高くなるでしょう。

メンバー❻
管理者

最後に，コッターも述べているように，管理者を巻き込むことが重要です。今回の事例は，看護師長としての取り組みですので，自身がチームに加わるということです。主任や副看護師長といった立場で取り組むときにも，病棟の管理者である看護師長を巻き込むべきです。病棟における取り組みで最終的にそ

の是非を判断するのは看護師長であり，他の看護師への影響力も大きいからです。

> **Point**
> 影響力の大きい人をチームメンバーに巻き込む

　そうはいっても，他職種や管理者，普段接する機会が多くない認定看護師や専門看護師は，なんとなく敷居が高く変革推進チームに入ってもらうよう声をかけるのに躊躇するかもしれません。また，せっかく考えた変革の足を引っ張られそうだからと，反対しそうな看護師はチームメンバーには入れたくない，と考えるかもしれません。

　しかし，変革に賛成していて声のかけやすい看護師だけで変革推進チームをつくることは望ましくありません。声のかけやすい看護師だけでチームをつくるほうが簡単で変革がどんどん進むように思われますが，始めのうちだけです。変革が進むなかで，変革をよく思っていない管理者や抵抗勢力に反対されて変革が頓挫することになりかねません。

　チームをつくるときは，あなたが声をかけやすいかどうかではなく，他のスタッフに対する影響力が大きいかどうかを見極めて，なるべく影響力が大きい人を（管理者や医師など）をチームメンバーとして巻き込みましょう。また，病棟看護師がもっていない専門性をもっている職員も貴重です。変革したい問題を解決に導く妙案をもっている可能性が高いので，躊躇せずに，変革推進チームに加わってほしいと協力要請してみましょう。

> **事例2**
> ## 1年目看護師の指導体制を整備したい
>
> 病棟内の教育係であるあなたは，数名の同僚や先輩看護師から話を聞いていて，1年目看護師の技術習得状況についてチーム内で共有できておらず，1年目看護師を適切に指導できていないという問題が発生していると考えています。問題を裏付ける証拠も集まり，病棟看護師全体の危機意識は高まっています。あなたなら，どのようなメンバー構成の変革推進チームをつくりますか。考えてみましょう。

ヒント

- 「○○が問題だ」と初めに言い出した看護師をメンバーに入れる。
- 問題によって影響を受けている看護師，問題にかかわる責任者をメンバーに入れる。

変革推進チームのメンバー構成例

❶ プリセプター　3名(当病棟のプリセプター全員)
❷ プリセプター以外の1年目看護師の指導にかかわる看護師 2名程度
❸ 新人看護師　3名(当病棟の新人看護師全員)
❹ 副看護師長
❺ 看護師長

　❶〜❺でチームをつくる，リーダーは❶の看護師のなかから1名選ぶ。

Point
困っている当事者をメンバーに含める

　1年目看護師の技術習得状況をチーム内で共有できていないことで，とくに困っている当事者たちをチームメンバーとすることが重要です。困っている当事者は，この問題を"何とかしたい"と強く動機づけられているため，変革を積極的に推進する力になります。ただし，「問題だ」と声高に叫んでいる看護師だけでチームをつくるのは望ましくありません。

　この事例では，先輩看護師と同様に指導を受けている1年目看護師も適切な指導が受けられず困っているにもかかわらず，声を上げることができていない可能性が大きいです。声の大きい看護師だけでなく，問題によって影響を受けている看護師がほかにいないかに目を向けて，当事者の1人としてチームメンバーに含めることが重要です。また，この事例は，病棟看護師の人材育成に関する内容です。病棟の副看護師長が人材育成の役割を担っているような場合には，副看護師長もメンバーに含めましょう。

第3段階
適切なビジョンをつくる
―― あなたが変革したいことを
　　分かりやすい言葉で表現できていますか?

　変革推進チームができたなら，次の段階に進みましょう。やっと目標を示す段階になりました。ここでは，あなたが変革したいことをそのまま言葉にするのではなく，変革したいことが関係者に伝わり，かつ，心に響くように，その表現を工夫する必要があります。

ビジョンを提示するタイミング

　適切なビジョンとするにはどのような表現がよいのかを説明する前に，今一度，ビジョン(目標)を提示するタイミングについて確認しておきましょう。"証拠も集まったし，みんなも私と同じように問題と思っているに違いない"と確信し，第1，2段階を飛ばしてビジョン(目標)を提示すること，は間違いです。

　以前，私が，看護管理者や看護師を対象にコッターの企業変革8段階を講義した会場でおこった出来事を紹介します。受講者の方には，自分が変革したいことをコッターの企業変革8段階に当てはめて書いてきていただきました。講義が一通り終わった後の受講者と私とのやりとりの場面です。

・受講者①(大学病院の看護師長)：私は，自分が管理している病棟でパートナーシップナーシングシステムを導入したいのです

が，うまくいかなくて困っています。パートナーシップナーシングシステムを導入すると医療事故の発生が減ったり，時間外労働時間が減ったりするらしく，是非，当病棟で導入したいのですが，スタッフの賛成を得られません。
・受講者②(別の病院の看護師)：今の話だと，私にはパートナーシップナーシングシステムを導入する必要性が理解できません。医療事故の減少や時間外労働時間の減少と言われてもピンときません。

　さながら紛糾した病棟会議のような雰囲気になってしまい，大学病院の看護師長の方は，それ以上発言できなくなっていました。別の受講者にパートナーシップナーシングの必要性が理解されなかったのはなぜでしょうか。

　大学病院の看護師長の方は，おそらく，自部署でも，まず目標(パートナーシップナーシングシステムの導入)を示し，次に導入する理由を病棟看護師たちに説明されたと思います。自部署をよりよくしたい，という思いからのパートナーシップナーシングの提案かと思いますが，病棟看護師たちの危機意識が高まっていない状態で目標を提示したので，新しい看護提供体制の導入に看護師たちの賛同が得られなかったのだと思います。

　この事例から学ぶことは，コッターが示す**第1～3段階を順番通り行っていくこと**，すなわち，**ビジョンの提示は危機意識が高まったのちに行うこと**がとても重要ということです。

魅力的なビジョンとは

　それでは次に，「ビジョン」とは何かについて，今一度考えてみましょう。17ページで紹介したコッターのビジョンにつ

いての指摘をここで再掲します。

　ビジョンについて意見をまとめるうえで，何よりも重要なのは，絵を描くことだ。実現可能な将来の絵を。

　つまり，ビジョンとは，最終的に目指す姿，あるべき姿のことを指します。また，経営学事典(1999)では，ビジョンとは，「成員に組織の進むべき『方向』を示し，成員を鼓舞し，勇気づける機能を果たす[1]」とあります。したがって，「ビジョンをつくる」とは，ただ，組織の進むべき方向性や目指す姿を示すだけでは不十分で，組織を構成するメンバーにとって，魅力的で実現のための意欲をかきたてられるような表現にする必要があります。コッターが言うところの，職員が「感じて，変化する」ことを促すようなビジョンであることが重要です。

　また，よいビジョンの特徴として，大串(2007)は，①具体的であること，②簡潔であること，③方向性を示していること，④魅力的であること，⑤個性的であること，の5つを挙げています（ 表4-1 ）。

具体的かつ簡潔なビジョン

　大串(2007)が示すよいビジョンの特徴の，①具体的であることと，②簡潔であることは，一見矛盾しているようにも見えます。これをどのように考えればよいでしょうか。コッターは，著書のなかで次のように述べています。

> ビジョンは1ページに収まり，エレベーターに乗っているあいだに説明できる[2]。

---

1) 神戸大学大学院経営学研究室編：経営学大辞典，第2版，p.243，中央経済社，1999．
2) ジョン・P・コッター：ジョン・コッターの企業変革ノート，p.105，日経BP社，2002．

表4-1　よいビジョンの特徴

①具体的であること	抽象的なビジョンでは当たり前のことをいっている印象が否めず，簡単に形骸化してしまう。
②簡潔であること	どんなビジョンもメンバーが覚えていられなかったり，すぐに忘れ去られたりしては意味がない。複雑でなく簡潔な言葉で表現することが大事である。
③方向性を示していること	ビジョンはその組織の目指す方向性を示していなければならない，最終的な価値判断の基準にもなり得なければならない。
④魅力的であること	ビジョンは組織のメンバーで共有されなければならない。誰もが「よい」と魅力を感じて誇りに思えるようなビジョンが重要である。
⑤個性的であること	「われわれは何のために存在するのか」と根源的に自らの価値を確かめ，これを高めていくビジョンであって，初めて共感が得られる。

（大串正樹：ナレッジマネジメント――創造的な看護管理のための12章．pp. 7-9，医学書院，2007より引用して作表）

　このことから，ある程度，将来の目指す姿を説明しながらも，長過ぎてはいけないことが分かります。前述したように**「病棟目標」**のように言いかえて考えることをおすすめします。同時に，変革を成功させる（部署目標を達成する）までの**期間**と，**具体的な評価指標**を決めておくと，いつまでにどのような成果を生み出せばよいかが明確になります。多くの医療機関では，だいたい1年をかけて部署目標の達成に取り組むと思いますので，達成までの期間は1年間と考えておくとよいでしょう。ビジョンと評価指標について，例を挙げて説明したいと思います。

> 事例　入院した高齢患者の ADL を落とさないプロジェクト

ビジョン

　私が看護師長をしていたときの「入院した高齢患者の ADL を落とさないプロジェクト」では，文字通り，「高齢の入院患者の ADL を落とさない」をビジョン(病棟目標の 1 つ)に掲げました。

達成までの期間と評価指標

　達成までの期間は 1 年間とし，春から取り組みました。評価指標は，理学療法部門の管理者からすすめられたバーセルインデックス(ADL が全て自立で 100 点満点)を用いて，入院時と退院時に評価しました。そして，1 年間に当病棟に入院した全高齢患者のうち，ADL を維持または向上できた割合を 80% 以上とすることを目指すことにしました(図 4-3)。重要なことは，患者や家族が退院時に望む姿を明確にして，そこに近づけることです。

　例えば，入院時には，肺炎に罹患してぐったりとしていても，数日前までは自転車に乗って買い物に行っていた，ということも高齢患者ではよくある話です。ですから，入院時点での患者本人

ビジョン	評価期間	評価指標
高齢の入院患者の ADL を落とさない	1 年間	バーセルインデックス(入院時と退院時に評価)➡ ADL を維持または向上できた割合 80% 以上

図 4-3　ビジョンと評価期間・評価指標(入院した高齢患者の ADL を落とさないプロジェクト)

のADLを基準にするだけでなく，退院時の望む姿(例えば，1人で歩いてトイレに行けるなど)も患者や家族から聞き取り，理学療法士と共有することを計画に盛り込みました。

　当時，看護部では，「患者の自然治癒力を最大限に引き出す」ということを理念の1つに掲げていました。仮に，当病棟で，「入院した高齢患者のADLを落とさない」プロジェクトに取り組む際に，「患者の自然治癒力を最大限に引き出す」をビジョンとすると，抽象的で具体的には何をすればよいのかが分かりません。この事例の「高齢の入院患者のADLを落とさない」のように，ビジョンは，ある程度，具体的に示す必要があります。これは，大串(2007)が指摘したよいビジョンの「具体的であること」に当てはまります。

　もう1つ，私が看護師長をしていたときの「看取りのケアを充実させるプロジェクト」でも説明します。

> **事例** 看取りのケアを充実させるプロジェクト

ビジョン

　このプロジェクトでは，「終末期患者の看取りケアを充実させる」をビジョン(病棟目標の1つ)に掲げました。具体的には，①患者の苦痛などの症状の緩和，②最期まで患者の尊厳を保つこと，③残される家族の精神的ケアの3つを大きな柱としました。こちらも達成までの期間は1年間とし，春から取り組みました。

```
┌─────────┐ ┌─────────┐ ┌─────────────┐
│ ビジョン │ │評価期間 │ │ 評価指標     │
│終末期患者│ │1年間   │ │デスカンファ │
│の看取りケ│ │        │ │レンスで提供 │
│アを充実さ│ │        │ │した看護を   │
│せる     │ │        │ │振り返る     │
└────┬────┘ └─────────┘ └─────────────┘
     │
     └─① 患者の苦痛などの症状の緩和
       ② 最期まで患者の尊厳を保つこと
       ③ 残される家族の精神的ケア
```

図 4-4　ビジョンと評価期間・評価指標(看取りのケアを充実させるプロジェクト)

評価指標と実現のための方法

　評価指標については，数値で測ることが難しいので，当病棟で看取った患者についてデスカンファレンスを開き，提供した看護を振り返ることとしました（図 4-4）。ビジョン実現のための方法として，まずは変革推進チームで勉強会を行いました。具体的には，終末期患者の看取りケアのテキストを 1 冊決めて，変革推進チームの看護師で担当する章を決めて，持ち回りでプレゼンテーションを行いました。プレゼンテーション後にディスカッションし，当病棟で取り入れられるケアはないか検討しました。

　以上，2 つの事例は，いずれも病棟看護師が「なんとかしたい」と危機意識を高くもっていたことを取り上げたので，これらのビジョンは当病棟の看護師たちに魅力的に映ったと思います。
　一方で，研修会で看護管理者の方から相談を受けるなかで，実現するのが難しいだろうと思うビジョンがあります。例え

```
┌─────────────────────────────┐
│ 退院調整カンファレンスを充実させる │  当初のビジョン
└─────────────────────────────┘
            ↓ 目標を設定しなおす
┌─────────────────────┐
│ 患者の退院調整の充実 │
└─────────────────────┘
            ↓ 患者層を特定してより明確なビジョンに
┌─────────────────────┐   ①退院後の生活に関する患者の希望の確認
│ 自宅に帰ることを希望する │── ②自宅退院をはばむ要因について点検
│ 認知症の患者や独居の高齢 │   ③患者にかかわる多職種で自宅退院を実現
│ 患者の退院調整の充実 │       する方法の検討
└─────────────────────┘
```

図 4-5　ビジョンを具体化した例

ば，患者の退院調整に力を入れたいので，「退院調整カンファレンスを充実させる」というビジョンを掲げたいというものです。私は，カンファレンスの充実は目標ではなく手段である，つまり，ビジョン実現のための方法であると考えます。したがって，掲げるべきビジョンは「患者の退院調整の充実」であると思います。しかし，「患者の退院調整の充実」のみでは，対象は全患者という印象を受けますし，「充実」という言葉も抽象度が高いです。より明確なビジョンにするには，とくに自部署で退院調整が必要な患者層を特定するとよいですし，「看取りのケアを充実させるプロジェクト」の事例のように，具体的な柱をいくつか設定すると，看護師が取り組むべきことが分かりやすくなります（図 4-5）。

ビジョン＝実現したい具体的な将来像

よくみられるビジョンとして「コミュニケーションの活性化」や「スタッフのキャリア支援」のように，抽象的な言葉を使ったものがあります。これでは，何をもってビジョンを実現したと言えるのか，言いかえると，どのような状態になれば目

標を達成したと言えるのか分かりません。病棟看護師にとってみれば，どこに向かっていけばよいのか見えないと思います。抽象的な言葉ではなく，具体的にどのような将来像を実現したいのか，誰がどのようになればよいのかを明確に示すようにしましょう。

　もう1つの例として，自部署の中堅看護師にもっとリーダーシップを発揮してもらいたいので，「中堅看護師のリーダーシップの発揮」をビジョンにしたいという相談を研修中に看護師長から受けたことがあります。しかし，リーダーシップとは，そもそも目標があり，その実現のために他者に影響を及ぼすプロセスを指します。

　私は，中堅看護師自身に，1から何か目標をたててもらい，その実現のために他者に影響を及ぼすことを期待するのはハードルが高いのではないかと思いました。それよりも，看護師長が適切なビジョン（病棟目標）を立てて，その実現に中堅看護師を参画させて，ビジョンを実現する過程のなかで中堅看護師がリーダーシップの発揮の仕方を学ぶほうが現実的だと考えます。つまり，看護師長が適切なビジョンをつくることが先決です。

　このように，第3段階の「適切なビジョンをつくる」ことは，一筋縄ではいきませんが，ビジョンの実現にかかわる看護師にとって分かりやすく魅力的なものになるよう工夫する必要があります。

適切なビジョンをつくるためのコツ

★ **抽象的になり過ぎず，誰がどのようになればよいのかを表現する。**

★ 看護師たちがすでに問題だと思っている事柄を取り上げ，言語化する。
★ ビジョンを実現するために想定している方法や期間，評価指標を決めておく。

Exercise 第3段階

64ページの続きの事例です。

> **事例 1**
> **認知機能が低下した患者への抑制を減らしたい**
>
> 看護師長であるあなたは，認知機能が低下している患者に，病棟看護師が十分に必要性を吟味せず抑制帯を使用しつづけていることを目にしたり聞いたりする機会があり，問題だと思っていました。あなたは，この問題を改善するために変革推進チームをつくりました。あなたなら，どのようなビジョンをつくりますか。

ヒント

・看護師を混乱させるような抽象的な表現にしない。
・専門家の知恵を借りて，看護師がとるべき行動基準を明確に示す。

ビジョンの例

今年度の病棟目標「補液ルートや胃管のみが挿入されている患者の抑制はしない」

Point
具体的で心に響く短いメッセージに

　ビジョンは，病棟看護師の心に響く短いメッセージにしましょう。この事例の場合，示したい内容は，「患者にとって必要のない抑制はしない」ということになるでしょう。しかし，これでは不十分です。何をもって「必要のない抑制」というのかを明確にしないと，病棟看護師は混乱します。また，患者を抑制しないことで，ルート類の自己抜去や転落などがおきる可能性は十分にあります。病棟看護師は，こういったインシデントやアクシデントの当事者になりたくないという思いもあり，患者を抑制せざるを得ないと考えている部分も大きいと思います。

　この事例のように，患者にリスクをもたらす可能性がある変革の場合は，患者にとっての利益と不利益を考えて，看護師がとるべき行動基準を明確に示すことが重要です。

　この事例の場合，患者にとっての不利益は，自己抜去がおきた場合のルート類の再挿入の際の痛みや苦痛，抜去の際の出血，転倒・転落時の受傷などが挙げられます。一方，患者にとっての利益は，体を自由に動かすことができるという人としての尊厳を保つことができる，関節の拘縮を防ぐことができることが挙げられます。

　このように，抑制しないことでその患者にもたらす不利益と利益があり，どちらがより患者にとって重要なのかを看護師が判断できるよう，基準を示す必要があります。看護師が迷うことのないように，例えば，補液目的の点滴ルートや栄養剤を注入していない時間の胃管は自己抜去によるデメリットより抑制しないメリットの方が大きいということを示し，抑制はしない

と決めることが考えられます。この基準は，医師も含めた変革推進チームで作成するとよいです。

Point
具体的な方法と期間を明確に示す

さらに，このビジョンを病棟目標の1つに含めて1年かけて取り組むことを病棟看護師に示しましょう。

ビジョンの達成には，病棟の看護師全体の協力が必要であり，看護師全体の協力を引き出すためにも，ビジョン達成するための具体的な方法（抑制するか否かの基準を含む）や期間を認識できるように説明することが不可欠です。それに加えて，ビジョンの実現ができたか否かを評価するための適切な指標を設定するために，専門家の知恵を借りましょう。院内の医療安全管理者や院外の医療安全に関する研究者に相談してみる，同じような取り組みをした病院がないか（どのような評価指標を使用していたか）文献を調べてみる，などができるでしょう。この時点で，どの指標で評価するかを看護師全体に示しておくとよいです。

> **事例 2**
> ## 1 年目看護師の指導体制を整備したい
>
> 　病棟内の教育係であるあなたは，数名の同僚や先輩看護師から話を聞いていて，1 年目看護師の技術習得状況についてチーム内で共有できておらず，1 年目看護師を適切に指導できていないという問題が発生していると考えています。問題を裏付ける証拠も集まりましたし，病棟看護師全体の危機意識は高まっています。この問題を改善するための変革推進チームもできました。あなたなら，どのようなビジョンをつくりますか。

ヒント

・管理者が決めて命令したという印象を与えないようにする。
・できるだけポジティブな表現にする。

ビジョンの例

今年度の病棟目標「1 年目看護師の"経験したこと・していないこと"を明確に。無理なく学び，教えられる病棟にしよう」

Point
管理者が決めて命令したという印象を与えない表現に

　この事例のビジョンで示したい内容は，「1 年目看護師の技術習得状況を共有し，適切に指導する」ことかと思います。ただ，この表現ですと，問題点がクローズアップされ，病棟看護師はトップダウンでやらされている感覚をもつ可能性があります。そのため，1 年目看護師の技術習得状況を共有することは，教える側にも学ぶ側にもメリットがあることを強調するよ

うな表現にするとよいでしょう。

> **Point**
> ### ビジョン実現のための具体的な方法を示す

　ビジョン実現のための具体的な方法としては，1年目看護師が，最近，習得した技術やとくに経験したい技術などをホワイトボードに書いて，ナースステーション内に掲示する方法などが考えられます。

　1年目看護師の技術習得状況の全てを網羅して記入すると膨大になるため，「最近，○○ができるようになりました」や「次に経験したい技術は○○と△△です」のように，1年目看護師の成長が伝わり，先輩看護師が指導する際の参考になるような内容を記入するとよいでしょう。

　ホワイトボードに記載された内容をきっかけに，1年目看護師と先輩看護師のコミュニケーションが進み，1年目看護師も自ら進んで技術習得状況を先輩看護師に伝えられるようになることが望ましく，この点を看護師長の期待としてビジョンと同時に伝えるとよいです。

> **Point**
> ### ビジョン実現までの期間と達成状況の評価

　この事例でも，ビジョン実現までの期間を1年間とし，達成状況を評価する指標としては，例えば厚生労働省の「新人看護師技術チェックリスト」を用いることができます。病棟の看護師全体で1年目看護師の技術習得状況を共有することで，1年目看護師が順調に技術習得できることを目指すとよいです。

第4段階
変革のビジョンを周知徹底する
―― あなたが変革したいことを周りの人は知っていますか？

適切なビジョンをつくることができたら，次の段階に進みましょう。この段階では，苦労してつくったビジョンを多くの人に確実に伝えていきます。ビジョンをつくって満足するのではなく，周囲の人に確実に知ってもらうことが重要です。変革推進チームのメンバー以外の職員が，「見て，感じる」ことができるようビジョンを伝えていきましょう。コッターは，第4段階について以下のように説明しています。

> 変革に成功した事例では，ビジョンと戦略が，変革推進チームのなかだけで語られているわけではない。何を目指して変革するのか，その方向性を理解し，心から支持してもらうために周知徹底されている。最終的な目的はビジョンの実現であり，そのためにできるだけ多くの参加を促すのである[1]。

ビジョンを周知徹底するために

では，ビジョンを周知するためには，どのような方法が効果的でしょうか。コッターは，以下のように述べています。

> 変革に成功した企業は，発言と行動の不一致による悪影響を取り除くことに成功している。

1）ジョン・P・コッター：ジョン・コッターの企業変革ノート．p.129，日経BP社，2002．

> 行動は雄弁だ。発言と行動が違えば，皮肉な見方が一気に広がりかねない。逆に，発言と行動が一致すれば，何よりも力をもつ[2]。

変革主導者の言行を一致させることが重要

　つまり，ビジョンを周知するためには，**変革を主導する人が発言と行動を一致させる**ことが重要なのです。これは，私が，以前行った研究の結果[3]とも共通しています。

　私は，看護師を惹きつける看護師長のリーダーシップ行動を明らかにすることを目的に，10人の看護師にインタビューを行い，質的に分析しました。その結果，看護師を惹きつける看護師長のリーダーシップ行動の中核概念の1つとして，「言行一致」が抽出されました。看護師長が，言語的メッセージで方針を示した後に，自ら述べた方針どおりに行動してみせることでスタッフには「言行一致」として認識されました。

　この研究のインタビューでは，ある病院のICUの看護師が，看護師長が「患者だけでなく家族にも目を向けてケアを提供する」というビジョンを掲げ，看護師長自身も積極的に家族の話を聞いたりしてケアする姿を見せていたと語っていました。これによって，看護師長の方針に対する看護師のより一層の納得やスムースな実践がうながされ，看護師長の方針の浸透を導いていました。

　この研究結果からも，ビジョンを浸透させるために，変革を主導する人が発言と行動を一致させることがいかに重要かということが分かります。

　先に挙げた事例**「看取りのケアを充実させるプロジェクト」**

---

2) ジョン・P・コッター：前掲書1），p.139.
3) 野田有美子：スタッフナースを惹きつける看護師長のリーダーシップ行動. 聖路加看護学会誌 14(1)：1-8, 2010.

では，私も，チームの一員として勉強会に出席しともに学ぶことで，発言と行動を一致させていました。

他にも，ビジョンを周知する方法として，コッターは興味深い事例を示しています。

> **スクリーン・セーバー**[4]
>
> ある企業では，「2001年にはイギリス市場でナンバーワンになる」というビジョンを掲げた。そして，ある朝突然，全従業員のパソコンのスクリーン・セーバーを，ビジョンを伝えるメッセージ画像に切り替え，全員を驚かせた。各自のパソコン画面上にメッセージを映し出し，絶えず目につくようにすることで，メッセージを繰り返し送って印象を強められるようになった。これを機に，この企業では，目標やビジョンが活発に議論されるようになった。

ビジョンを周知するための医療機関特有の壁と工夫

パソコンのスクリーン・セーバーで，ビジョンを絶えず伝えるという方法は，多くの医療機関で電子カルテを導入していることから，応用できるかもしれません。

一方で，医療機関でビジョンを周知するためには，特有の壁があるので，乗り越えるための工夫が求められます。看護師をはじめ，多くの医療職者は交代制で勤務しています。そのため，全員が一度に集まることは困難です。病棟会議などで関係者に一度ビジョンを伝えて，あとは自然にビジョンが伝わることを期待するのではなく，何度もビジョンを伝える機会を設け，繰り返し伝えていくことが重要です。

---

4) ジョン・P・コッター：前掲書1），p. 144.

ビジョンの実現には，変革推進チームが中心となって取り組みますが，変革推進チーム以外の看護師の協力も不可欠です。必ず，ビジョンの実現にかかわる全ての職員にビジョンを伝えなければなりません。病棟や外来などでは，夜勤帯の看護師から日勤帯の看護師への全体申し送りの時間や，部署内で行われるカンファレンスの時間などを利用して，繰り返しビジョンを伝えることができると思います(図4-6)。

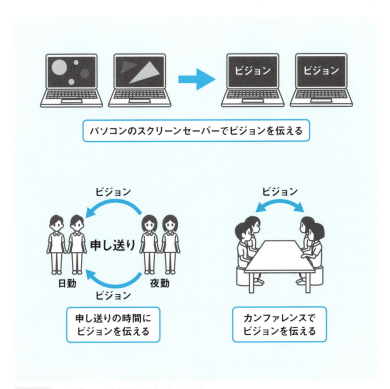

図4-6　ビジョンを伝えるための工夫

変革のビジョンを伝えるための**コツ**

★ 変革主導者や変革推進チームのメンバーが発言と行動を一致させる。
★ ビジョンを伝える機会を複数回設けて，変革に関係する人々全員（病棟なら病棟看護師全員）にもれなく伝える。

Exercise 第4段階

81ページの続きの事例です。

> **事例1**
> **認知機能が低下した患者への抑制を減らしたい**
>
> 看護師長であるあなたは，認知機能が低下している患者に，病棟看護師が必要性を十分に吟味せず抑制帯を使用しつづけていることを目にしたり聞いたりする機会があり，問題だと思っていました。あなたは，この問題を改善するために変革推進チームをつくり，適切なビジョンもでき上がりました。あなただったら，どのようにビジョンを伝えていきますか。考えてみましょう。

ヒント
・病棟会で1回伝えて満足しない，繰り返し伝える。
・変革推進チームメンバーが率先して行動し背中を見せる。

ビジョンを伝える方法の例
❶ 病棟会で伝える。

❷ 病棟会で伝えた後に，1週間毎日，朝の全体申し送りや病棟カンファレンスの時間に看護師にビジョンを伝えつづける。
❸ 変革推進チームメンバーが，ビジョンの実現に向けて熱意をもって取り組む姿を他の看護師にみせる。

Point
病棟会で複数回に渡ってビジョンを伝え周知する

まず，できるだけ多くの看護師が集う場である病棟会で，ビジョンを伝えましょう。このとき，「第1段階：危機意識を高める」で活用した患者，家族，訪問看護師らの生の声も合わせて伝えることが重要です。病棟会に出席できない看護師もいますので，複数回にわたってビジョンを伝える機会をもち，もれなくビジョンについて説明しましょう。こうすることで，病棟の看護師全員にビジョンを知らせることができます。この際，変革推進チームのリーダー看護師か，看護師長が説明する役割を担うことで，看護師全体に，誰がこの変革の責任者なのかということを知らせておくとよいです。

Point
看護師長や変革推進メンバーがビジョンに矛盾しない行動をとる

さらに，変革推進チームメンバーや看護師長であるあなたが，ビジョンの実現に向けて，熱意をもって取り組む姿を他の看護師に見せていくことで，ビジョンを具体的な行動として伝えることができます。

例として，申し送りや病棟カンファレンスで，現時点で抑制

をされている患者を取り上げ，抑制をやめることができないか，チームメンバー同士で検討する様子を見せることが挙げられます。また，看護師長が熱意をもって取り組む姿を見せた上で，患者の病室を訪れて抑制の有無を確認し，抑制していればその理由を受け持ち看護師にたずねるのも効果的です。看護師長をはじめチームメンバーが，ビジョンに矛盾しない行動をとることと，その様子を他の看護師に見せていくことが重要です。

事例2
1年目看護師の指導体制を整備したい

病棟内の教育係であるあなたは，数名の同僚や先輩看護師から話を聞いていて，1年目看護師の技術習得状況についてチーム内で共有できておらず，1年目看護師を適切に指導できていないという問題が発生していると考えています。この問題を改善するための変革推進チームができ，適切なビジョンもでき上がりました。あなただったら，どのようにビジョンを伝えていきますか。考えてみましょう。

ヒント
・病棟会で伝える以外の周知方法を考え，合わせて実施する。

ビジョンを伝える方法の例

事例1の❶，❷に加えて，
❸ 休憩室にビジョンを明記したポスターを掲示する。
❹ 変革推進チームメンバーが，1年目看護師の技術習得状況を共有するツールであるホワイトボードを率先して活用し，

記載内容をタイムリーに更新する。

Point
ビジョンの周知と変革推進メンバーの率先した行動

　事例1と同様に，病棟会や毎朝の全体申し送りや病棟カンファレンスの時間にビジョンを伝えることが挙げられます。それに加えて，この事例のように病棟の看護師を対象とするビジョンである場合は，病棟の看護師休憩室の目立つところにビジョンを明記したポスターを掲示することもビジョンを周知する手段となります。

　また，ビジョン実現のための方法としてホワイトボードを使用するなら，変革推進チームが1年目看護師の技術習得状況について率先して記入していくとよいです。これは，変革推進チームメンバーがビジョンに一致した行動をとっていることを，病棟看護師に見せることになり，ビジョンを周知することにつながります。さらに，ホワイトボードの活用が形骸化しないように，チームメンバーが1年目看護師の技術習得状況に合わせて，タイムリーにホワイトボードに記入する内容を更新することが重要です。

第5段階
従業員の自発的な行動を促す
―― 周りの人たちもやる気になっていますか？

　ビジョンを伝えることができたなら，次の段階に進みましょう。この段階では，変革推進チームはもちろんのことチーム以外の職員のやる気を高め，ビジョン実現のための行動を促していきます。これまでの段階で，変革の必要性を「**見て，感じた**」職員に対して，今度は「**変化する**」ことを促していきます。コッターは，このときの変革推進チームについて以下のように述べています。

変革を阻む上司

> 　変革の成功例では，従業員が変革ビジョンを理解し，行動をおこそうとするようになったときに，変革推進チームが従業員の行く手を阻む障害を取り除いている。破れた帆を取り外し，もっといい帆に代える。向かい風を抑え，追い風をおこす。悲観的な上司を外し，前向きな上司を据えている[1]。

　また，コッターは，変革を阻む障害の1つ目に「上司」を挙げ，次のように説明しています。

> 　一般に，「上司という障害」への対応は3通りに分かれる。第1に，問題を無視する。第2に，障害となっている上司を短期研

---
1) ジョン・P・コッター：ジョン・コッターの企業変革ノート．p. 153, 日経BP社, 2002.

> 修コースに送り込む。第3に、めったにないことだが、解雇、異動、転勤によって取り除く。これらはどれもいい解決策とは言えない。第1は言うまでもない。第2は効果がほとんど期待できない。第3はうまくやらなければ、不安が高まり、そのこと自体が行動を妨げる要因になる[2]。

そして、ここでも事例を示して、「上司という障害」へのユニークな対応方法を述べています。

> **上司をつくりかえる**[3]
> ある会社の現場監督者は、絶対やり方を変えないとの評判だった。社歴は20年以上で、製品には絶対の自信をもっていた。顧客から製品の変更や製造方法の変更を求められると、必ずヘソを曲げた。基本的には好人物で、有能で、経験も豊富だが、古い枠組みに縛られているようだった。顧客の視点でモノを見ることができないのだ。そこで、この現場監督者に、一時的に顧客企業に出向してもらい、そこで製品の品質検査の仕事をしてもらった。この現場監督者は、顧客企業で、自分たちが作りだしていた製品の品質の問題を目のあたりにしたことで、自社に戻った後に品質の問題の解決に熱心になり、以前と大きく変化した。

あきらめて自分たちだけで変革をすすめようとしない

これは、変革の障害となっていた上司の立場にある人の危機意識を高めることに成功し、変革を先に進めることができた事例です。看護の現場にこの事例を応用することは、なかなか難しいかもしれません。しかし、看護師長や看護部長などの上司

---

2) ジョン・P・コッター:前掲書1), pp. 153-154.
3) ジョン・P・コッター:前掲書1), pp. 154-156.

が，変革したいことに理解を示してくれない場合，発生している問題で何らかの被害を受けている当事者(患者や家族，看護師)と直接話をしてもらうことで危機意識を高めることはできるかもしれません。

重要なことは，変革に理解を示してくれない上司に対して，**あきらめて自分たちだけで変革を進めるのではなく，上司の危機意識を高める方法を模索**し，変革の理解者，推進者になってもらうことです。

自発的な行動を促す制度

さらに，コッターは，変革を阻む上司という障害を取り除くだけではなく，業績評価や報酬制度によって報いることで従業員の自発的な行動を促すことも提案しています。

> 業績評価や報酬制度によって，ビジョン実現のために必要な行動が評価され，報われることによって，従業員の自発性を促す場合もある[4]。
>
> 会社は従業員に飛躍を望んでいる。飛躍を応援し，飛躍する者を厚遇する。物語が繰り返し語られると心が動かされ，実際に行動が変化する[5]。

コッターは，業績評価や報酬制度によって従業員の自発性を促した事例をいくつか示しています。しかし，報酬制度については，「ボーナスの増加や給与の引き上げだけで，行動の変化が促されるわけではない」として，報酬制度で従業員の自発的

---

4) ジョン・P・コッター：前掲書1), p. 158.
5) ジョン・P・コッター：前掲書1), p. 163.

な行動を促す方法について詳しく言及していません。そのかわり，例えば，業績の劇的な向上のために，従業員に改善案を提案させて，そのなかから優れた提案を選び表彰する催しを開くなどの費用のかからない方法を紹介しています。おそらく，多くの医療機関の看護師長も，ビジョンの実現という成果をもたらした職員に対して報酬制度で報いることができるような予算の権限はもっていないと思います。そのため，**報酬制度ではない方法で職員に報いる**ことで，ビジョンの実現に向けた自発的な行動を促す必要があります。

看護師個人の業績として評価

先に挙げた2つの事例，「**入院した高齢患者のADLを落とさないプロジェクト**」「**看取りのケアを充実させるプロジェクト**」で，私は，ビジョンの実現にかかわる看護師の目標管理を活用して，業績評価をしました。

具体的には，変革推進チームの看護師に対して，その年の個人目標に，プロジェクトのビジョンを取り入れてもらい，達成の基準として，あらかじめ病棟目標として設定した評価指標（例えば，「1年間に当病棟に入院した全高齢患者のうち，ADLを維持または向上できた割合を80％以上とする」）を個人の目標としても設定し，実現のために自分は何をするかといった行動計画を記載してもらいました。これによって，年度末までにビジョンを実現することができれば，変革推進チームの看護師が貢献したといえ，看護師個人の業績として高く評価することができます。

優れた実践を病棟カンファレンスで発表してもらう

これに加えて、私は、病棟カンファレンスも活用しました。具体的には、変革推進チームの看護師が、患者の看取りのケアを工夫して提供でき、患者の家族から高く評価された場合などに、病棟カンファレンスで発表してもらい、発表に対してポジティブなフィードバックをするよう心掛けていました。これによって、優れた看取りケアを提供した看護師の努力を認め、承認することになります。また、変革推進チーム以外の看護師が、優れた看取りケアの発表を聞くことで、優れた実践を病棟内で共有でき、広めていくことができたと思います（図4-7）。

さらに、カンファレンスで変革推進チーム以外の看護師が、終末期患者の看護計画について発表し、変革推進チームの看護師が助言することもありました。変革推進チームの看護師は、勉強会で終末期ケアについて学習していますので、よりよいケ

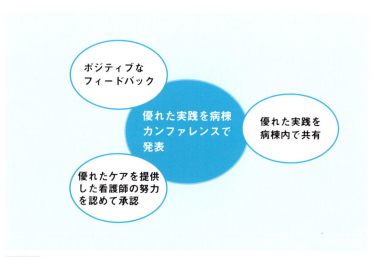

図4-7　自発的な行動を促す業績評価

アにしていくために助言することで，他の看護師の看取りケアのスキルを向上させることができたと思います。

このように，病棟カンファレンスを学習の機会ととらえて活用することで，ビジョンの実現に向けた看護師の自発的な行動を促すことができます。

看護現場特有の変革を阻む要因と配慮

看護現場特有の変革を阻む要因として，私は，看護師の働き方が交代制であることを挙げます。第4段階の「ビジョンを周知徹底する」でも，ビジョンの実現にかかわる看護師全員を一度に集めることは難しいので工夫が必要であるということを述べました（▶88ページ）。

ビジョンの実現に向けた看護師の自発的な行動を促すためにも，勤務上の配慮は不可欠です。例えば，変革推進チームで集まって会議をするという場合，チームメンバー全員が出席できるように，メンバーの勤務は日勤として，会議は勤務時間内に開くなどの配慮が必要です。会議や勉強会で，チームメンバー全員が顔を合わせることができない場合，変革の進行についていけなくなるメンバーが出てきて，チーム全体として変革に対するモチベーションが下がる可能性が出てきます。変革推進チームによる会議や勉強会を計画的に開催できるよう，あらかじめ日程を決めて，メンバーの勤務を調整するようにしましょう。

従業員の自発的な行動を促すための コツ

★ 変革に反対する管理者を放置しない。

★ 目標管理を活用して職員の個人目標にビジョンを取り入れてもらい，ビジョン実現への努力に報いる。
★ 病棟カンファレンスを，ビジョン実現のための優れた実践を学ぶ機会とする。
★ 変革推進チームのメンバーが活動できるように勤務シフトを調整する。

Exercise 第5段階

90ページの続きの事例です。

> **事例1**
> **認知機能が低下した患者への抑制を減らしたい**
>
> 看護師長であるあなたは，認知機能が低下している患者に，病棟看護師が必要性を十分に吟味せず抑制帯を使用しつづけていることを目にしたり聞いたりする機会があり，問題だと思っていました。あなたは，この問題を改善するために変革推進チームをつくり，適切なビジョンもでき上がり，周知もしました。あなたなら，どのように病棟看護師の自発的な行動を促していきますか。考えてみましょう。

ヒント

・変革推進チームのメンバーに任せきりにしない。
・ビジョン実現のための優れた実践をカンファレンスで積極的に取り上げ，肯定的に評価する。

病棟看護師の自発的な行動を促す例

❶ 変革推進チームのメンバー(とくに病棟看護師)に,順調に進んでいるか声をかけて確認する。困っていることはないか(例:チームメンバー以外の看護師が協力してくれないなど)確認し,相談にのる。
❷ とくに,チームメンバー以外の看護師が,受け持ち患者など特定の患者に対して,抑制することの必要性を吟味し,抑制をやめることができた場合は,病棟カンファレンスで取り上げ,皆の前で肯定的に評価する。
❸ 抑制をやめたことで喜んでいる患者の声を伝える。

Point

変革推進チームメンバーが変革へのモチベーションを維持しつづけられるように

　最も重要なことは,変革推進チームメンバーが変革へのモチベーションを維持しつづけられるように,働きかけることです。なぜなら,ビジョンを実現するために,最も重要な人物は変革推進チームのメンバーであり,彼らの変革推進に向けたエンジンが切れてしまえば,変革は頓挫してしまうからです。

　具体的には,メンバーから相談されるのを待つのではなく,看護師長から積極的にメンバーに声をかけ,自発的な行動の障害になっていることや困っていることに早期に気づき取り除くことが重要です。

> **Point**
> 優れた実践を肯定的に評価し伝える

　さらに，ビジョンの実現のためには，チームメンバーのみではなく，病棟全体の看護師が取り組むように広げていく必要があります。その際，チームメンバー以外の看護師による優れた実践(抑制することの必要性を吟味し，抑制を外す)を，カンファレンス等で取り上げ，「患者の○○さんの抑制を外すことができて本当によかったと思うよ。あなたが立ち止まって抑制の必要性を考えることができたからだね」のように，肯定的に評価することで，チームメンバー以外の看護師のモチベーションを高めることにもつながります。このときに，抑制を外すことができて喜んでいる患者の声を合わせて伝えることができるとさらに効果的です。

事例 2
1 年目看護師の指導体制を整備したい

　病棟内の教育係であるあなたは，数名の同僚や先輩看護師から話を聞いていて，1 年目看護師の技術習得状況についてチーム内で共有できておらず，1 年目看護師を適切に指導できていないという問題が発生していると考えています。この問題に立ち向かう変革推進チームができ，適切なビジョンもでき上がり，周知もしました。あなたなら，どのように病棟看護師の自発的な行動を促していきますか。考えてみましょう。

> ヒント

・変革によって肯定的な変化がおきたら，問題によって影響を受けていた当事者に変化について語ってもらう。

病棟看護師の自発的な行動を促す例

事例1の❶に加えて，1年目看護師から「私が未経験の技術を経験できるように，受け持つ患者を配慮してもらえた」「1人では実施することが不安な技術も先輩が見守ってくれたり，手助けしてくれたりして，1人でできるようになった」などの声が聞かれれば，病棟会や病棟カンファレンスの時間で紹介し，変革推進チームや先輩看護師たちの努力を称える。

また，先輩看護師の力を借りて，成長できた1年目看護師の頑張りも認める。

Point
いい変化を病棟全体の看護師に伝える

事例1と同様に，変革推進チームメンバーが変革へのモチベーションを維持しつづけられるように，働きかけることが重要です。さらに，チームメンバーのみではなく，病棟全体の看護師が取り組むように広げていく方法として，1年目看護師が先輩看護師から適切な指導を受けて順調に成長している様子を病棟全体の看護師に伝えると効果的です。これによって，先輩看護師の指導に対して肯定的な評価を与えることになり，先輩看護師が，1年目看護師を指導することについて，さらに動機づけられ，先輩看護師の力を借りて成長することができた1年目看護師も動機づけられるでしょう。

第5段階 従業員の自発的な行動を促す

第6段階
短期的な成果を生む
―― 取り組んでみたことで変化はおきましたか?

ビ ジョンの実現に向けた看護師の自発的な行動を促すことができたなら,次の段階に進みましょう。この段階では,そろそろ疲れてきた変革推進チームのメンバーやチームメンバー以外の職員に,変革に取り組んだことでおきたよい変化を「見せる」ことで,彼らの変革へのモチベーションを上げます。コッターはこの段階について次のように述べています。

> 変革の成功例では,従業員が自主性をもつようになると,短期的な成果を生み出している。変革が正しいのだという確信を深め,懸命に働く者が成功を実感でき,批判を封じ込め,変革を勢いづかせる,そういう成果だ。誰の目にも見える形で,タイミングよく,はっきりと,意味のある成果を上げなければ,変革は深刻な危機に陥りかねない[1]。

短期的な成果と焦点の絞り込み

短期的な成果を生むために,コッターは,「焦点の絞り込みが不可欠」と述べ,「従業員が危機意識をもち,自発的に行動するとき,あらゆることに手を出そうとしやすい。関心が分散していれば,成果らしきものが出るのは2年後になるかもしれない。だが2年後では遅すぎる」と警告しています。この「焦

---

1) ジョン・P・コッター:ジョン・コッターの企業変革ノート,p.181,日経BP社,2002.

点の絞り込み」は，第3段階の「適切なビジョンをつくる」にも大きくかかわってきます。つまり，ビジョンをつくる段階で，短期的な成果を生むことができるように，ある程度，絞り込んでおくことが重要です。

第3段階では，「患者の退院調整の充実」を例に挙げて，漠然と患者全般を対象にするのではなく，とくにターゲットとしたい患者層を決めておくとよいと説明しました（▶78〜79ページ）。ビジョンの実現に取り組む看護師にとって，入院患者全員の退院調整を充実させなければいけないと聞くと，あまりにも膨大で足がすくんでしまうと思います。例えば，まずは，自宅に帰ることを希望する認知症の患者や独居（または高齢者夫婦暮らし）の高齢者を対象に退院調整に取り組むといったように，自部署で退院調整が滞ってしまっていて，早急に手を打つべき患者に絞るとよいでしょう。

対象患者を絞ることで，ビジョンの実現に取り組む看護師の積極的な行動を促し，成果を上げやすくなると思います。

焦点を絞り込んだ例

他に，以前に私が担当した研修会での受講者の発表内容を紹介したいと思います。受講者は訪問看護師で，ビジョンに「地域の調剤薬局と連携して，利用者の服薬を支援する」という内容を掲げていました。しかし，「利用者の服薬支援」ではとても幅が広く，抽象的です。私が，受講者の方に「どのような患者のどんな薬について，とくに薬剤師と連携したいですか」とたずねると，「がん患者の麻薬です」と答えられました。もちろん，利用者の全ての薬について薬剤師と連携できればそれにこしたことはないのですが，範囲を広げすぎると成果を上げることが難しくなります。

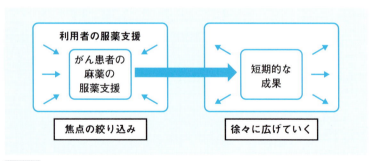

図 4-8　焦点を絞り込んだ例

　この例のように，まずは小さく始めて成果を生み出し，徐々に広げていくのがよいでしょう。また，「ビジョンをつくる」段階でも説明したように，何を評価指標(成果)とするかを決めておくことは，確実に成果を出すためには不可欠です(図4-8)。

成果が明確に見えるように工夫する

　コッターは，さらに，成果は「目に見え，明確」であることで意味をもつと述べています。このため，生み出した成果をどのように見せるかには，工夫が必要です。私が経験した「入院した高齢患者のADLを落とさないプロジェクト」では，私たちは，1年間に当病棟に入院した全高齢患者のうち，ADLを維持または向上できた割合を80％以上とするという目標を達成することができました。

成果の発表

　そこで，変革に取り組んだ年の年度末の院内業績発表会の場を，成果発表の場に決めて，変革推進チームの3人の病棟看護師と私で，スライドを作成して発表しました。当時の院内業績

発表会では、各部署での業務改善の内容や看護研究など様々な内容を発表することができ、審査を受けて上位3グループまでは賞品が出ました。残念ながら、私たちのグループは入賞することはできませんでしたが、自分たちが生み出した成果を院内全体に向けて発表するという貴重な経験をすることができました。これによって、発表した変革推進チームのメンバーは、引き続き、この変革に取り組もうと動機づけられました。また、病棟会でチーム以外の看護師や理学療法士にも成果を聞いてもらい、病棟全体の看護師や変革にかかわる理学療法士たちのモチベーションを高めることができたと思います。

このように、生み出した成果をできるだけ多くの人に向けて発表する機会を設けたり、利用したりすることは、変革推進チームのメンバーはもちろんのこと、メンバー以外の関係者の変革に向かう気持ちを高めるうえでも非常に重要です。

私の事例では、変革に取り組みはじめた約1年後の業績発表会を成果発表の場としましたが、コッターは、「短期的」な成果と言っています。変革に取り組みはじめたら、1年を待たずに病棟会などで、評価指標に基づき中間評価をして発表するということも効果的です。

短期的な成果を生むためのコツ

★ 成果を目に見える形にする（どのような形を目指すか、あらかじめ決めておくことが重要）。
★ 最長でも1年以内に必ず成果を出す。
★ 成果を発表する場を意図的につくる。

Exercise 第6段階

100ページの続きの事例です。

事例 1
認知機能が低下した患者への抑制を減らしたい

　看護師長であるあなたは，認知機能が低下している患者に，病棟看護師が必要性を十分に吟味せず抑制帯を使用しつづけていることを目にしたり聞いたりする機会があり，問題だと思っていました。あなたは，この問題を改善するために変革推進チームをつくり，適切なビジョンもでき上がり，周知もしました。看護師たちは自発的に取り組んでいます。あなたなら，どのように短期的成果を生み出しますか。考えてみましょう。

 ヒント

・成果がひとりでに生まれるのを待つのではなく，期間を決めて意図的に見せていく。
・成果の共有は，変革推進チームのなかにとどめない。

 短期的な成果を生み出す例

❶ まず，3か月間実施する。1〜3か月の月末日などの定点で，当病棟に入院している患者数と抑制をされている患者数を数える。さらに，はじめは抑制していたが，月末日時点で抑制をやめることができていた患者の数を明確にする。どのタイミングで抑制をやめることができたのか，抑制をやめたのちに，自己抜去や転倒などのインシデントが発生したか否かも明確にする。

❷ 病棟会で，変革推進チームに中間時点での成果を発表してもらう。

Point
成果を目に見える形にまとめ発表する

中間時点（3か月後や6か月後）で，あらかじめ設定していた評価指標で，ビジョンをどの程度，実現できたか評価してみましょう。

また，成果を目に見える形にまとめ，発表する機会をもつことも非常に重要です。変革推進チームだけで成果を共有し，満足するのではなく，チーム以外のメンバーが積極的に変革に参加して，はじめて変革は成功します。とくに，変革推進チームのメンバー以外の病棟の看護師が成果を目にすることで，自分たちの努力が報われたと感じ，ビジョンの実現に向けて，さらに動機づけられるでしょう。

1年間の成果を部署ごとや個人単位で発表する会などの機会も活用し，変革推進チームが成果を院内全体に伝えていくことで，ビジョンの実現に向けて努力する看護師らを勇気づけることができます。

> **事例 2**
> ## 1年目看護師の指導体制を整備したい
>
> 病棟内の教育係であるあなたは,数名の同僚や先輩看護師から話を聞いていて,1年目看護師の技術習得状況についてチーム内で共有できておらず,1年目看護師を適切に指導できていないという問題が発生していると考えています。この問題を改善するための変革推進チームができ,適切なビジョンもでき上がり,周知もしました。看護師たちは自発的に取り組んでいます。あなたなら,どのように短期的成果を生み出しますか。考えてみましょう。

ヒント

・変革に取り組む前と後でおこった変化を確認し,病棟全体で共有する。

短期的な成果を生み出す例

❶ まず,3か月間実施する。1年目看護師の技術習得状況を共有する取り組みをする前と3か月後で比べ,1年目看護師が1人でできるようになった技術がどの程度増えたか確認する。

❷ 病棟会で,変革推進チームに中間時点での成果を発表してもらう。

Point
取り組みの成果をはっきりと提示

事例1と同様に,中間時点で評価します。この事例の評価

指標である「新人看護師技術チェックリスト」を用いて評価し，発表する機会をもつとよいでしょう。

　仮に，本事例での「1年目看護師の技術習得状況を共有化する」取り組みをしなかったとしても，1年目看護師は時間の経過とともに技術を習得していきます。そのため，可能であれば，昨年度の同時期の1年目看護師の技術習得のスピードと比較するとよいでしょう。今年度の1年目看護師の習得のスピードのほうが速ければ，技術習得状況を共有化する取り組みの成果であるとより説得力をもって提示できます。

第7段階
さらに変革を進める
――なかだるみしていませんか?

短期的な成果を生むことができたなら,次の段階に進みましょう。この段階に差しかかる頃は,変革推進チームのメンバーや関係者にとって,変革の新鮮味は薄れて,変革に取りかかった当初の情熱が少しずつ冷めてくることがあります。

なかだるみする時期なので,変革推進チームのメンバーや関係者が,「変化する」ことをやめていないか確認しましょう。コッターはこの段階について以下のように説明しています。

> 短期的な成果が次々と生まれると,変革の方向性が明確になり,勢いがつく。うまくいけば,この勢いを持続してビジョンを実現できる。そのためには,危機意識をもちつづけ,根拠のないプライドを捨て,徒労感と士気低下をもたらす仕事をなくし,早々と勝利宣言などしないように注意する[1]。

また,コッターは,変革をさらに進め,前進しつづけるためには,外部に目を向けることが重要であると指摘し,第1段階で用いた危機意識を高める方法は(▶46ページ),適切な変更を加えればほぼ全ての段階で活用できると述べています。また,危機意識を高めつづけることに成功したいくつかの企業の事例を

---

1) ジョン・P・コッター:ジョン・コッターの企業変革ノート. p.203,日経BP社,2002.

示しています。

　例えば、従業員に、自社の比較対象となるような会社のうち、投資家の関心を集め、巨額な資金を集めている会社を紹介する、といった事例や、変革に抵抗する経営幹部の姿をパロディにして描いたビデオを製作して、経営幹部が集まる会議で見せる、などです。これらの事例から分かることは、「第1段階：危機意識を高める」と同様に、「事実」を従業員に「直接」見せることが重要だということです。

　上記2つの方法は、いずれも興味深いですが、看護の現場で応用することはなかなか難しいですね。

看護の現場で変革をさらに進めるには

　私は、看護の現場では、コッターが示したような凝った方法をとらなくても、変革をさらに進めることはできると思います。

生の声を看護師に紹介

　それには、「第1段階：危機意識を高める──問題と思っているのはあなただけではないですか？」（▶46ページ）で示したように、患者や家族、関係職種の方と看護師が直接話す機会を設けたり、患者や家族、関係職種の方の生の声を看護師に紹介したりする方法が考えられます。そのなかでも、私がおすすめするのは、**患者や家族、関係職種からの肯定的な評価を看護師に返すことです**（図4-9）。

　患者や家族から否定的な評価を受けて奮い立つ看護師もいるかもしれませんが、そのような看護師は少数で、多くの看護師は落ち込み、変革の実現に向けて努力しているにもかかわらず

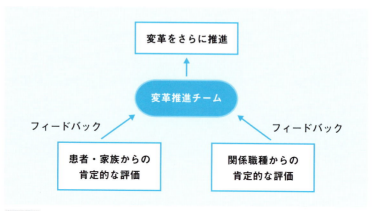

図4-9 変革をさらに進めるには

打ちのめされる可能性があります。
　したがって，変革の実現に向かう看護師たちの努力を確認し，承認できるような患者や家族の声を集めて，紹介するような方法が効果的だと思います。これは，第6段階の短期的な成果を生む方法(▶104ページ)にも共通しています。

変革推進チームの負担を考慮する

　また，コッターは，さらに変革を進める方法として，「自殺行為はやめよう」，つまり，「仕事が多すぎるなら，いくつか放棄すればいいのだ」と述べています。
　多くの場合，変革推進チームのメンバーは，通常の仕事に加えて変革関連の仕事を担っています。危機意識の高まりで，「なんとか変えたい」と勢いに乗っていた初期の頃はよくても，変革に長期間取り組んでいると，変革推進チームのメンバーは次第に疲れてきて，通常の仕事に加えて変革関連の仕事を担っていることに負担を感じてくるでしょう。

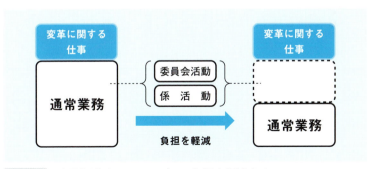

図4-10 変革推進チームメンバーの負担を軽減する

　そこで，変革推進チームのメンバーが担っている院内の委員会活動や病棟内の係活動などを点検し，メンバーと相談しながら減らせる活動は減していく必要があります（図4-10）。メンバーがビジョンの実現のための活動に集中できるよう，抱えている仕事を整理していくことが重要です。

さらに変革を進めるための **コツ**

★ 変革に関係する人々のモチベーションを高めるために，変革によって生じたポジティブな変化を紹介する。
★ 変革に関する仕事以外に多くの仕事を抱えない／与えない。

Exercise 第7段階

108ページの続きの事例です。

事例1
認知機能が低下した患者への抑制を減らしたい

　看護師長であるあなたは，認知機能が低下している患者に，病棟看護師が必要性を十分に吟味せず抑制帯を使用しつづけていることを目にしたり聞いたりする機会があり，問題だと思っていました。あなたは，この問題を改善するために変革推進チームをつくり，適切なビジョンもでき上がり，周知もしました。看護師たちは自発的に取り組み，短期的な成果を生むことができました。あなたなら，どのようにして，さらに変革を進めますか。考えてみましょう。

ヒント

- 変革によって生じた変化を確認することをやめない。
- 変化を共有し，職員に対して肯定的に評価する。
- 変革推進チームのメンバーの仕事の負担を減らす。

さらに変革を進める方法の例

❶ 病棟カンファレスで，患者の抑制の有無について取り上げつづける。必要性を吟味した結果，抑制を外すことができた患者，退院日まで外すことができなかった患者について共有することを続ける。患者の抑制を外すことができた場合は，第5段階と同様に，看護師に対して肯定的に評価をする。

❷ 変革推進チームメンバーの負担が増大していないか確認する。減らせる仕事は減らす。

> **Point**
> ビジョンの再認識と変革推進チームメンバーの仕事量の確認

　変革に取り組みはじめ，数か月が経過すると，当初の勢いが次第になくなり，以前のように必要性を十分に吟味しないまま，漫然と患者の抑制を続ける状態に戻りかねません。

　変革推進チームのメンバーをはじめとする病棟の看護師全体が，患者を抑制することについて，注意を向けつづけられるよう促す必要があります。具体的には，申し送りやカンファレンスで，患者を抑制しているか否かや，その必要性について取り上げることで，ビジョンの再認識を促すことが挙げられます。この段階で，患者や家族，訪問看護師の生の声（看護師の努力を評価する肯定的な声）を取り上げることも，看護師を変革に向けて鼓舞しつづけるために効果的です。

　ビジョンの実現には，変革推進チームのメンバーが，継続して能動的に活動できることがとくに重要です。メンバーそれぞれ（とくに病棟看護師）について，変革推進チームの活動が加わったことによって，どの程度仕事量が増えているのかを確認し，減らせる仕事は減らしていきましょう。

事例 2
1 年目看護師の指導体制を整備したい

　病棟内の教育係であるあなたは，数名の同僚や先輩看護師から話を聞いていて，1 年目看護師の技術習得状況についてチーム内で共有できておらず，1 年目看護師を適切に指導できていないという問題が発生していると考えています。この問題を改善するための変革推進チームができ，適切なビジョンもでき上がり，周知もしました。看護師たちは自発的に取り組み，短期的な成果を生むことができました。あなたなら，どのようにして，さらに変革を進めますか。考えてみましょう。

ヒント

- 変革の進み具合を確認することを怠らない。
- 変革が順調に進んでいる場合は関係者に肯定的な評価を返し，進んでいない場合は改善策を検討する。

さらに変革を進める方法の例

❶ 変革推進チームメンバーの負担が増大していないか確認する。減らせる仕事は減らす。

❷ 病棟会や病棟カンファレスで，1 年目看護師の技術習得状況について取り上げつづける。また，1 年目看護師や指導に携わる先輩看護師の意見を聞き，技術習得状況を共有するうえで困っていることはないか確認する。うまくいっている場合は，指導に携わる先輩看護師と 1 年目看護師の双方に肯定的な評価を返す。うまくいっていない場合は，1 年目看護師の技術習得状況を共有する方法を変えてみることも考慮する。

Point
取り組みを定期的に評価する

　事例 1 でも示したように変革推進チームのメンバーの仕事を整理することに加えて，チームメンバーをはじめとする病棟の看護師全体が，1 年目看護師の技術習得状況を共有することについて，注意を向けつづけられるよう促す必要があります。病棟会や病棟カンファレスで，この取り組みがうまくいっているか，1 年目看護師や指導に携わる先輩看護師の声を取り上げながら，定期的に評価していくとよいです。さらに，不具合が見つかった場合には，修正をはかりながら，皆にとってやりやすい方法を模索していくことが重要です。

第8段階
変革を根づかせる
―― いつのまにか，元のやり方に戻っていませんか?

　最終段階にやってきました。ここでは，変革を一時のブームに終わらせるのではなく，定着させることが求められます。変革は，気を抜くとあっという間に元のやり方に戻ってしまいます。元に戻っていないか確認し，組織で生み出すことができた変化を定着させるために工夫することが重要です。この段階についてコッターは次のように述べています。

> 　伝統の力は強い。未来に飛躍したつもりでも，過去に引き戻されることがある。変革を根づかせるには，新しい企業文化，変革を支える文化をつくり，それを強固なものにしなければならない。
> 　人生のどんな側面でも文化を根づかせるのは，難しいのかもしれない。だが変革の最終段階でこの課題を克服しなければ，それまでの膨大な努力が水の泡になりかねない[1]。

変革の定着と中心人物

　コッターは，変革を根づかせることが難しくなる要因の1つとして，変革の中心人物である管理者の異動を挙げています。私も，看護師として働いていたときに看護師長の交代があり，前の師長と次の師長で大切にしていることが異なったことがあり

---

1) ジョン・P・コッター：ジョン・コッターの企業変革ノート．p.225，日経BP社，2002．

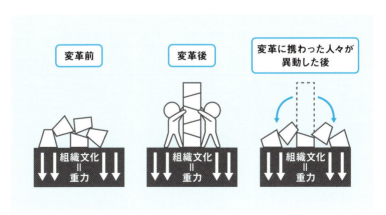

図 4-11　変革を根づかせることの難しさ

ました。これによって，病棟全体で，これまで重要なこととしてきたことに取り組まなくなりました。

　コッターは，既存の組織文化を「重力」に例え，建築にあたった人たち（変革に携わった人たち）が去ると，重力の法則で壁が崩れ落ちる（変革前の状態に戻る）と説明し，変革したことを定着させることがいかに難しいかを強調しています（図4-11）。

変革を根づかせる方法

　変革を根づかせる方法として，コッターがいくつか示した事例のうち2つを紹介します。

昇進プロセスを利用する

　1つ目は，昇進プロセスを利用する方法です。具体的には，「適切な昇進人事を行い，新たな行動規範を実践する人物を影響力をもつポストにつける」ことです。事例では，30代でフレックス勤務の女性を変革の推進者として企画部長に抜擢した

内容が紹介されていました。

　私も，看護師長として取り組んだ「看取りのケアを充実させる」プロジェクトで，中心となって活躍してくれた看護師を副看護師長に昇格させました。彼女を副看護師長に昇格させることで，「看取りのケアを充実させる」プロジェクトをさらに活性化させて定着させようという私の意図がありました。

新規採用者の研修を利用する

　コッターが示した2つ目の方法は，新規採用者の研修を利用する方法です。コッターは，「社員の出入りが多ければ，文化は破壊されやすい。新しい文化を体現していた者が会社を去ると，文化までもが消える。新たな社員を採用すれば，違う文化が持ち込まれる」と警告しています。このように，変革を定着させるうえで，職員の出入りは脅威になりますが，一方でチャンスにもなりえます。コッターは，ある製薬会社での事例を紹介しています。

> #### 患者への道[2]
>
> 　ある製薬会社では，「研究開発によって価値を創造し，医薬品業界のリーダーになる」ことをビジョンに掲げた。これまで，社員は細分化された科学の一部を学び，個々の小さな世界で，全体のごく一部の業務に従事していた。そこで，社員に研究開発全体を理解してもらう研修を行い，大幅な改善につながった。
>
> 　さらに，これまで変革してきたことを維持すること，一言で言えば，日常業務に取り込むことを始めた。新規採用者の研修から見直し，この会社が力を入れている新薬開発に関して，全体プロセスを表すビデオを作製して見せることにした。ビデオは，コン

2) ジョン・P・コッター：前掲書1), pp.231-235.

> ピューター・グラフィックスのハイウェイの画像で始まり，地図には「患者への道」と書いてある。例えば，「発見」という出口でハイウェイを降りると，研究員から検査のプロセスについて説明されるといったように，各部門の業務内容を順に理解できる構成になっている。
>
> さらに，新入社員にも以前から勤務している社員にも，過去5年間に発売した新薬で回復した患者のビデオを見せている。これによって，社員は最終的な成果を理解し，業務と個人の価値観を結びつけられるようになる。

新しく組織に加わった看護師への訴えかけ

　コッターは，第1段階から，一貫して，従業員が「見て，感じて，変化する」ことが変革を進めていくうえで重要であることを強調してきました。

　最終の第8段階においても，入社してきたばかりの社員に対して，会社の重要な価値観について視覚を通じて訴えかけることで，新入社員の理解を促す方法を紹介しています。この方法をそのまま看護の現場で実施することは難しいかもしれませんが，私は，形を変えれば，看護の現場にも応用できると考えます。

　具体的には，毎年，部署に配属される新人看護師や，他部署から異動してくる看護師，中途採用の看護師に，早い段階で，自部署のビジョンを伝え，部署をあげて取り組んでいることを伝えることができると思います。そのときに，例えば，院内の業績発表会で発表するために作成したスライドを見てもらうことや，変革に取り組んだことで得られた患者や家族からの感謝

第8段階　変革を根づかせる

の言葉などを事例として紹介することができると思います。これによって，部署に配属された看護師たちが，部署のビジョンについて理解し誇りに思い，その実現のために努力しようという意欲をかきたてられるでしょう。

　変革を自部署の文化として根づかせるためには，新しく組織に加わった看護師が，ビジョンの実現に向けた前向きな思いをもてるよう働きかけることがとても効果的です。

変革を根づかせるためのコツ

- ★ 変革の中心人物である管理者が異動したとしても，変革が途絶えないように後継者を育成する。
- ★ 部署に新しく配属される看護師に，なるべく早い時期にビジョンについて伝える。

Exercise 第8段階

　116ページの続きの事例です。

事例1
認知機能が低下した患者への抑制を減らしたい

　看護師長であるあなたは，認知機能が低下している患者に，病棟看護師が必要性を十分に吟味せず抑制帯を使用しつづけていることを目にしたり聞いたりする機会があり，問題だと思っていました。あなたは，この問題を改善するために変革推進チームをつくり，適切なビジョンもでき上がり，周知しました。看護師たちは自発的に取り組み，短期的な成果を生むことができました。さらに変革を進めることもできています。あなたなら，どのようにして，さらに変革を根づかせますか。考えてみましょう。

ヒント

- ビジョンの実現に向けて努力してくれた変革推進チームのメンバーを管理職に抜擢する。
- 新しく病棟に配属された看護師に，配属早々，ビジョンを伝える。

さらに変革を根づかせる方法の例

❶ 1年間，変革推進チームのリーダーとして頑張ってくれた看護師△△さんを，副看護師長に昇格させる。副看護師長となった後も，引き続き，変革推進チームのリーダーとして，ビジョンの実現に向けて活躍してほしいという私の思いを伝える。

❷ 当病棟に配属された新人看護師，中途採用の看護師，異動してきた看護師らにオリエンテーションをする際，当病棟では患者にとって必要のない抑制はしないというビジョンを掲げて，取り組んでいることを伝える。

> **Point**
>
> 昇進プロセスの利用と新しく配属された看護師に早々にビジョンを伝えること

　この事例で，患者にとって必要のない抑制はしないということを，文化として根づかせるには多くの時間を要すると考えられます。可能であれば，患者にとって必要のない抑制はしないというビジョンの実現に尽力してくれた看護師を，副看護師長等の役職に就けることで，今以上に，病棟の看護師全体に影響力を与えることができるでしょう。

　また，"鉄は熱いうちに打て"という諺にもあるように，病棟に入ってきたばかりの看護師に患者にとって必要のない抑制はしないということを明確に伝え，病棟の看護における重要な信念として理解してもらうことが必要です。これによって，看護師の入れ替わりがあっても，当病棟の文化として残すことができるからです。

事例2
1年目看護師の指導体制を整備したい

病棟内の教育係であるあなたは，数名の同僚や先輩看護師から話を聞いていて，1年目看護師の技術習得状況についてチーム内で共有できておらず，1年目看護師を適切に指導できていないという問題が発生していると考えています。この問題を改善するための変革推進チームができ，適切なビジョンもでき上がり，周知しました。看護師たちは自発的に取り組み，短期的な成果を生むことができました。さらに変革を進めることもできています。あなたなら，どのようにして，さらに変革を根づかせますか。考えてみましょう。

ヒント

・ビジョンの実現に向けて努力してくれた変革推進チームのメンバーを管理職に抜擢する。
・新しく病棟に配属された看護師に，配属早々，ビジョンを伝える。

さらに変革を根づかせる方法の例

❶ 1年間，変革推進チームのリーダーとして頑張ってくれた看護師△△さんを，副看護師長に昇格させる。副看護師長となった後も，引き続き，変革推進チームのリーダーとして，ビジョンの実現に向けて活躍してほしいという私の思いを伝える。

❷ 病棟に配属された新人看護師，中途採用の看護師，異動してきた看護師らに，当病棟では1年目看護師の技術習得状況を共有して適切な指導をするというビジョンを掲げて，取り組んでいることを伝える。

> **Point**
> 昇進プロセスの利用と新しく配属された看護師に早々にビジョンを伝えること

　事例1と同様に，ビジョンの実現に尽力してくれた看護師を，副看護師長等の役職に就けることで，今以上に，病棟の看護師全体に影響力を与えることができるでしょう。

　また，病棟に入ってきたばかりの看護師に，病棟でのビジョンを伝えて1年目看護師に対する指導の重要な信念として理解してもらうことが必要です。このとき，ビジョンだけではなく，適切な指導を受けて順調に技術習得できている1年目看護師や先輩看護師の声を伝えることでより強くビジョンを印象づけることができるでしょう。これによって1年目看護師の技術習得状況を共有して適切な指導をするというビジョンを病棟の文化として根づかせることに近づくでしょう。

付 録

変革計画シート
記載例とポイント

　看護現場を変えるための0～8段階のプロセスを学んできました。これを活かして，あなたが変革したいことを「変革計画シート」に記載してみましょう。
　変革に着手する前にシートに計画を記載しておくと，思考が整理されて準備が整い，効果的に変革できると思います。計画段階なので，難しければ6段階まででもかまいません。

変革計画シート

▶ 私が変革したいこと

[
]

第0段階
問題の証拠集め（SデータとOデータ）

計画・実施

[
]

第1段階
危機意識を高める

計画・実施

[
]

第2段階
変革推進チームをつくる

計画・実施

[
]

「変革計画シート」は医学書院webサイトの本書のホームページ[http://www.igaku-shoin.co.jp/prd/03663/]からもダウンロード・印刷できます。ご活用ください。

第3段階
適切なビジョンをつくる

> 計画・実施

第4段階
変革のビジョンを周知徹底する

> 計画・実施

第5段階
従業員の自発的な行動を促す

> 計画・実施

第6段階
短期的な成果を生む

計画・実施

第7段階
さらに変革を進める

計画・実施

第8段階
変革を根づかせる

計画・実施

130～132ページの「変革計画シート」の記載例と記載にあたっての思考プロセス，ポイントを示す。

記載事例

先輩看護師の指導が厳しく
新人看護師から異動したいとの申し出を受けた

　私は，循環器内科病棟の看護師長をしています。先日，スタッフたちと来年度の動向調査を兼ねた個人目標の中間評価の面接をしました。新人看護師のAさんやBさんが，先輩看護師たちの指導が厳しく，この病棟で頑張れないので，異動したいと申し出てきました。たしかに，ナースステーションのなかでも，先輩看護師が新人看護師を叱責している様子はたまに見かけます。せっかく育ってきた新人看護師が異動してしまうことは，当病棟にとって大きな損失なので，なんとかくい止めたいと思っています。

　ただ，私自身，この病棟の経験が長く，AさんやBさんが厳しいと言う看護師のこともよく知っています。彼女たちなりに熱心に指導していることを知っているので，どのように働きかければよいのか，なかなかよい方法が思いつきません。

変革計画シート

▶ 私が変革したいこと

> 先輩看護師の指導が厳しく新人看護師が異動したいと考えていること

第0段階
問題の証拠集め（SデータとOデータ）

計画・実施

　新人看護師Aさん，Bさん，先輩看護師Cさん，Dさんに個別に話を聞いてみる。
　話を聞いた結果，以下のデータを収集できた。

Sデータ：
・Aさん「患者さんのフィジカルアセスメントで自信のないところがあったので，Cさんに"一緒にみてもらえませんか？"と相談したところ，

思考プロセス

私は，新人看護師のAさんやBさんが「先輩の指導が厳しい」というのは，具体的にはどの看護師のどのような指導なのかを，確認しようと考えた。まず，AさんやBさん，先輩看護師のCさん，Dさんに話を聞いてみることとした。

また，患者の病室を訪ねるときやナースステーション内で仕事をするときに，新人看護師と先輩看護師のやりとりを注意して見てみようと思った。

患者の前で"こんな簡単なことがまだできないの！？"と怒られて，悲しく恥ずかしい思いをしました」
- Bさん「アンギオ検査を受けた患者を受け持ったとき，患者の検査室への迎えと他の受け持ち患者の緊急の採血が重なり，困ったことがありました。その日，日勤リーダーだったDさんに採血を引き受けてもらえないか相談したところ，嫌な顔をされてしまい，どうしたらいいか分からなくなりました」
- Cさん「Aさんは，いつまでたっても心音の聴取がうまくできないんです。少しでも自信がないと，すぐに誰かに相談するんですよ。面倒みきれません！」
- Dさん「私たちだって，仕事が重なることはありますよ。けれど，Bさんの頼み方が，まるで引き受けてもらって当然という態度で，私だって嫌な思いをしていますよ」

O データ：
　ナースステーション内でも，新人看護師から相談されて，つっけんどんに応える先輩看護師の姿を見かけた。

▶ **Point**
　新人看護師AさんやBさんが捉えている厳しい指導とは何かを当事者以外からも話を聞いて，事実を明らかにすることが重要である。この事例で新人看護師が捉えている厳しい指導とは，相談事をもちかけたときに先輩が応えてくれない，嫌味を言われることであり，先輩看護師は，新人看護師が何度も確認を求めてくることや，先輩に何かを依頼するときの態度を問題だと感じている。

第1段階
危機意識を高める

計画・実施
①Aさん，Bさん，Cさん，Dさんと私とでミーティングの場を設ける。Aさん，Bさんから先

思考プロセス
私は，Aさん，Bさん，Cさん，Dさんの話を聞いて，新人看護師は，先輩看護師に相談事をもちかけたときに応えてくれないことや嫌味を言われることについて悩んでおり，先輩看護師は，少

輩看護師に相談事をもちかけたときに応えてくれないことや嫌味を言われることについて悩んでいることを伝えてもらう。例えば，心音聴取の場面では，何が不安でどのように指導してもらえると理解できて自信につながるのかをAさんから話してもらう。また，Cさんからは，一度教えたことは，次の患者への観察やアセスメントにつなげてほしいこと（具体的にどうすれば次の患者のケアに活かすことができるのか）を伝えてもらう。

　看護師長の私からは，新人看護師のいだく懸念が解決されなかったり，多重業務の調整がうまくできない場合は，患者に不利益が及ぶこと（異常の発見が遅れるなど）を説明し，お互いが気持ちよく，相談したり受けたりできるようになることが重要であることを伝える。

②病棟会議で，新人看護師は，先輩看護師に相談事をもちかけたときに応えてくれないことや嫌味を言われることについて悩んでおり，先輩看護師は，新人看護師から相談されること，依頼されることにストレスを感じていることを伝えて，皆で共有する。

> しでも自信がないとすぐに新人看護師から相談されること，引き受けてもらって当然という態度で仕事のたすけを依頼されることにストレスを感じていることが分かった。話の内容から「厳しい指導」というよりは，双方の相談の仕方，受け方に問題があるように思った。新人看護師，先輩看護師ともに強いストレスを感じていることから，一刻も早く解決に向けて取り組みたいと考えた。
>
> 次に，私はこの問題を看護師らに伝えることで，危機意識を高めようと考えた。新人看護師，先輩看護師ともにストレスを感じているものの，お互いの気持ちについて話し合っていないようなので，話し合いの機会をもとうと考えた。

▶ **Point**

　本事例では，先輩看護師の指導が厳しい，適切な指導を受けられない，と考えている新人看護師が異動したいと申し出ていること，また，先輩看護師も，新人看護師がなかなか自立して仕事を進められず，相談されるたびにストレスを感じていることから，危機意識は高まっていると考えられる。しかし，新人看護師，先輩看護師ともにこの問題に向き合って解決しようとは考えていないことが推察される。

　新人看護師，先輩看護師が，話し合いをせずに決裂するのではなく，互いの本音を率直に話すことで，相手の立場に立つことができるような機会をもつことが重要である。双方がこの問題の解決に向けたモチベーションを高めることができるように，働きかけることが重要である。

第2段階
変革推進チームをつくる

> **計画・実施**
> 以下の①〜⑤の人々でチームをつくる。
> ①新人看護師Aさん，Bさん
> ②先輩看護師Cさん，Dさん
> ③教え上手な看護師Eさん
> ④主任のFさん
> ⑤看護師長の私

▶ **Point**

　まず，この問題の当事者であり，危機意識が高まっている看護師4名をメンバーに含める。さらに，教え上手な看護師Eさんをメンバーに含めることで，気持ちのよい相談の仕方や受け方についてEさんから学ぶことができるだろう。主任のFさんは，病棟全体の教育活動に責任をもっていることから，現在病棟で行われている新人教育にどのような問題があるか知っておいてもらうこと，解決するための話し合いに加わってもらうことが重要である。Fさんに加わってもらうことで，今回行った変革を来年度の教育活動につなげやすくなると考えられる。

思考プロセス

Aさんら4人と私とで率直に話し合ったことで，お互いが気持ちよく相談したり受けたりできるようにしていくことが重要で，それが最終的に患者へのよいケアにつながることを確認した。病棟会議でもこの問題を共有したことで，看護師らの危機意識を高めることができた。

そこで，この問題を解決に導くための変革推進チームを結成することにした。この問題の当事者と言えるAさんら4人を中心メンバーとして，病棟内で教え上手と評判のベテラン看護師Eさんと，病棟全体の教育活動に責任をもっている主任のFさんにも声をかけることとした。

チームメンバー候補者には「新人看護師，先輩看護師が，お互いに気持ちよく相談したり受けたりできるようにしていきたいと考えている。中心となって取り組むチームをつくるから，是非，入ってほしい」と声をかけることにした。

第3段階
適切なビジョンをつくる

> **計画・実施**
> ビジョンを以下のように設定した。
> 「看護師間で気持ちよく相談できる・受ける方法を身に付けて，患者に早くよりよい看護を届けよう」

▶ **Point**

　新人看護師が言っていた「厳しい指導」という表現は使わずに，第0段階で収集したデータから捉えた「新人看護師，先輩看護師双方の相談の仕方，受け方に問題があること」を反映したビジョンにするとよい。問題と捉

思考プロセス

私は，この変革を推進していくチームメンバーとして適任である看護師らとチームを結成した。いよいよビジョンをつくる段階にやってきた。ビジョンでは，「厳しい指導」というようなネガティブで抽象的な表現は避けて，看護師が「互いに気持ちよく相談できる・受ける方法を身に付けること」を目指したいと考え，これをメッセージとして盛り込むこととした。また，この変革の最終的なゴールである「患者に早くよりよい看護を届けること」を強調することとした。

えた現象とビジョンとは裏表の関係にある（問題：〇〇ができていない→目標：〇〇ができるようになること）ので，問題となる現象は何なのかを取り違えないようにすることが重要である。本事例では，問題は「先輩の厳しい指導」ではなく，「新人看護師，先輩看護師双方の相談の仕方，受け方」としてよいだろう。本事例の場合も，ビジョン実現のための期間を1年間とするとよい。

　数字による評価指標を設定することは難しいが，新人看護師の技術習得の達成状況を1つの目安としてもよいだろう。先輩に相談し，サポートを得たことで，1人で実施可能な技術が増えた，と捉えることができる。さらに，新人看護師AさんやBさんの相談の仕方が上達したか，先輩看護師は相談に対して的確に応えることができているか，双方から話を聞いて評価することができるだろう。

　ビジョン実現のための方法として，①教え上手な看護師Eさんから，効果的な相談の仕方・受け方について学ぶ機会をつくる。とくに，病棟で多くみられる場面（循環器疾患特有の観察項目を観察しアセスメントする場面など）に合わせた方法を学ぶ機会とする。②カンファレンスで，看護師間で気持ちよく相談できたり，受けたりできているかについて話し合う。

第4段階
変革のビジョンを周知徹底する

計画・実施

①循環器内科病棟の看護師が集まる会議でビジョンを伝える。

②会議で伝えた後に，1週間毎日，朝の全体申し送りの時間にビジョンを伝える。

③変革推進チームのメンバーである看護師Aさん，Bさん，Cさん，Dさんが，互いに気持ちよく相談したり，受けたりする姿を他の看護師に見せる。

▶ Point

病棟目標の1つとして定めた「看護師間で気持ちよく

思考プロセス

ビジョンを設定し，循環器内科病棟の今年度の目標の1つとした。ビジョンの実現度を評価するための指標，実現のための期限，実現のための具体的な方法を決めた。続いて，ビジョンを循環器内科病棟のスタッフ全体に伝えようと考えた。

はじめに，月1回の当病棟の全体会議で，病棟目標の1つとして伝えることとした。それだけでは，スタッフ全体に十分に伝わらないだろうから，当面の間，朝の全体申し送りの時間に伝えることとした。さらに，変革主導者の発言と行動を一致させることが重要であることから，チームメンバーの看護師が，互いに気持ちよく相談したり，受けたりする姿を見せようと考えた。

相談できる・受ける方法を身に付けて，患者に早くよりよい看護を届けよう」を，複数回にわたって病棟看護師に伝えていくことが重要である。ビジョンを会議や申し送りの場で伝えた後は，変革推進チームのメンバーが率先して，互いに気持ちよく相談したり，受けたりする姿を見せることによって，病棟看護師にビジョンを視覚的に伝えることができる。

第5段階
従業員の自発的な行動を促す

> 思考プロセス
>
> 複数回にわたって，病棟スタッフ全体にビジョンを伝えることができた。続いて，変革推進チームのメンバーが，主体的に変革に取り組むことができるように，働きかけることとした。
>
> まず，チームメンバー個々人が，ビジョンを自分の具体的な行動レベルで実行できるように，メンバーの今年度の個人目標にビジョンをどのように実現していくかを加えるよう促すこととした。例えば，AさんやBさんは，先輩の都合に配慮しながら，適切なタイミングで端的に相談できることや一度教わったことを別の患者のケアに活かすことなどが挙げられるだろう。一方，CさんやDさんは，新人看護師が理解できるまで粘り強く相談に応えることや，新人看護師の成長につながるように的確に助言することなどを挙げることができるだろう。
>
> また，チームメンバーが変革を進めていくうえで障害となることがないか気を配り，困ったことがあれば相談にのることとする。
>
> さらに，チームメンバーが気持ちよく相談できたり，受けたりすることができ，患者に迅速にケアを提供できた場合は，他の看護師に対して発表してもらい肯定的な評

計画・実施

①変革推進チームのメンバーである看護師Aさん，Bさん，Cさん，Dさんに，今年度の個人目標に，ビジョンの実現のために自分は何をするかについて挙げるよう促す。

②随時，変革推進チームのメンバーに，変革を進めていくうえで困っていることはないか確認し，相談にのる。

③会議や全体申し送りの場で，Aさん，Bさん，Cさん，Dさんが，気持ちよく相談できたり，受けたりすることができ，患者に迅速にケアを提供できた場合，発表してもらう。チームメンバーの努力を認めて肯定的な評価を返す。

④変革推進チームのメンバーで会議を開く場合は，全員が日勤である日とする。

▶**Point**

目標管理を活用して，本事例のビジョン（部署目標）を変革推進チームのメンバー個々人の目標に行動レベルとして落とし込む。

チームのメンバーが，気持ちよく相談できたり，受けたりすることができ，患者に迅速にケアを提供できた場合は，中間評価や年度末評価のタイミングで肯定的な評価を返す。さらに，日々のミーティングなどで，チームのメンバーに効果的にできた相談の仕方や受け方につい

て発表してもらう機会をつくるとよい。発表に対して看護師長が肯定的な評価を返すことで，メンバーのモチベーションを上げることができる。加えて，メンバーによる優れた実践を他の看護師が学ぶ機会とすることができ，チームメンバー以外の看護師の自発的な行動を促すきっかけとすることができる。

価を返していきたい。チームメンバーが自信をつけることで，ますます主体的に変革に取り組むことや，他の看護師に肯定的な影響を与えることを期待したい。

第6段階
短期的な成果を生む

思考プロセス

変革推進チームのメンバーを含む病棟看護師全体の変革に取り組む行動を促すことができた。

ビジョンを設定してから約半年間が経ったので，変革に取り組んだことで生むことができた成果を病棟スタッフ全員で確認したいと思う。評価は「第3段階：適切なビジョンをつくる」で考えた評価指標にそって行うこととした。評価した結果を，部署内の会議の場で病棟スタッフ全員と共有したい。皆で一丸となって変革に取り組んだ成果をみることで，今一度，皆の変革へのモチベーションを高めたい。

また，取り組んで1年後の年度末に再度，同じ指標で評価して，院内全体の業績発表会で発表できるよう，チームメンバーに声をかけておこうと思う。

計画・実施

①看護師間で気持ちよく相談できたり，受けたりすることができ，患者に迅速にケアを提供できた場面（2～3つ）と新人看護師の技術習得の達成状況の結果をまとめ，部署全体で共有する機会をもつ。
（例：部署内の会議やカンファレンスの場で，変革推進チームのメンバーに発表してもらう。チームのメンバー全員に参加してもらい，意見交換を行う。頻度は，中間〔取り組んで半年後〕，年度末〔1年後〕とする）

②可能であれば年度末（1年後）には，院内全体の業績発表会で発表する。

▶Point

第3段階でビジョンを設定する際に，ビジョンを実現できたかどうか（目標達成できたかどうか）を評価する指標と期間，成果を発表する場をあらかじめ決めておき，評価して発表する。変革に取り組んだことでおきた変化を部署全体で共有することで，部署のスタッフ全体の変革に対するモチベーションを上げることにつながる。

第7段階
さらに変革を進める

計画・実施

①変革推進チームメンバーの負担が増大していないか確認する。減らせる仕事は減らす。

②随時,看護師間で気持ちよく相談できたり,受けたりすることができているかを確認する。カンファレンスを開催し,効果的に相談できた,相談にのれた場面を発表してもらい意見を交換する機会とする。

▶ **Point**

チームメンバーが,モチベーションを維持しながら継続的に変革に取り組むことができるように,メンバーが抱える仕事を調整することが重要である。変革に関係しない仕事で,メンバー以外のスタッフが引き受けられる仕事は,メンバー以外のスタッフに担ってもらうよう指示する。

また,病棟看護師が,看護師間で気持ちよく相談できることに注意を向けつづけられるように,ミーティングやカンファレンス等で取り上げることが重要である。

思考プロセス

短期的な成果として,看護師間で気持ちよく相談できたり,受けたりすることができ,患者に迅速にケアを提供できた場面と新人看護師の技術習得の達成状況の結果を確認した。病棟の雰囲気が変わり,新人看護師が順調に技術習得していることから,病棟スタッフ全員で変革の手応えを感じることができた。

そろそろ,生み出した成果に満足し,なかだるみしてくる時期なので,皆の変革に対するモチベーションを維持できるように働きかけなければならない。特に,チームメンバーの負担が増大していないか(変革に関する仕事が重荷になっていないか)確認し,変革に関する仕事以外のものは他の看護師に担ってもらうよう調整しようと思う。

また,変革に取り組む前のように,新人看護師が相談事をもちかけたときに先輩看護師が応えないことや,嫌味を言うことがないか,先輩看護師が新人看護師から相談事をもちかけられることにストレスを感じていないか確認することとした。そして,チームメンバーに限らず,看護師間で気持ちよく相談できたり,受けたりすることができ,患者に迅速にケアを提供できた場合には,随時,カンファレンスなどで共有することとした。

第8段階
変革を根づかせる

計画・実施

①1年間,変革推進チームのリーダーとして頑張ってくれた看護師Cさんを,副看護師長に昇格させる。副看護師長となった後も,引き続き,変革推進チームのリーダーとして,ビ

思考プロセス

病棟スタッフ全体がモチベーションを下げることなく,変革を進めることができている。今後,例え管理者や看護師が入れ替わったとしても,私たちが取り組んだ変革が元に戻ることがないように,工夫しなければならない。まず,チームリーダーのCさんを副看護師長に昇

ジョンの実現に向けて活躍してほしいという私の思いを伝える。

②病棟に配属された新人看護師，中途採用の看護師，異動してきた看護師らに，当病棟では「看護師間で気持ちよく相談できる・受ける方法を身につけて，患者に早くよりよい看護を届けよう」というビジョンを掲げて，取り組んでいることを伝える。

格させることで，私がもし異動するとなったとしても変革が継続されるように，整えておきたい。そして，新しく当病棟に配属される看護師らにビジョンを伝えて，前向きな行動を促していきたい。

▶Point

管理者や看護師の入れ替わりがあっても変革が継続されるように，可能であればビジョンの実現に向けて努力してくれた変革推進チームのメンバーを管理職に抜擢する。

さらに，新しく病棟に配属された看護師に，配属早々，ビジョンを伝えること(見て，感じてもらうこと)が重要であり，新しく病棟に配属された看護師たちの自発的な行動を促すきっかけとする。

あとがき

　「はじめに」では，本書を執筆したきっかけとして，コッターの企業変革のプロセスの汎用性が高く，看護の現場での変革に応用できそうであるため，と書きました。もちろんそれに間違いはありませんが，大きなきっかけとして，『ジョン・コッターの企業変革ノート』が絶版になったことが挙げられます。毎年の看護管理者研修で，テキストとして使用していた私は途方に暮れました。代わりに，コッターの他の著作を使用してみましたが，受講者からは「テキストが難解」というフィードバックを受けました。そのため，授業では，コッターの企業変革のプロセスを看護の現場に置き換えて，私自身の経験も交えながら，なるべく分かりやすく説明するように努めました。そうすると，受講者から，「倉岡の話は分かる」という反応が得られたので，「受講者にとって分かりやすい本がないのなら，私が書こう」と思い立ったわけです。

　当初は，私が授業で教えている内容を本にすればよいだろうと簡単に考えていましたが，困難も多くありました。授業では，私と受講者とで双方向にやり取りするので，受講者の反応

を見ながら，内容を調整することができます。しかし，書籍となると，読者が1人で理解できる内容にすることが求められます。そのため，変革の概念を詳しく説明し，事例をふんだんに使うことで，分かりやすくなるよう工夫しました。本書が，今まさに臨床現場で奮闘している看護師や看護管理者たちを勇気づけ，看護師によって提供される看護をよりよいものに変えていくことに役立つことを願ってやみません。

本書を刊行するまでのプロセスでは，医学書院の宇津井大祐さん，溝口明子さん，北原拓也さんから温かい励ましや鋭い指摘を受けました。3名の敏腕編集者のおかげで本書の内容を洗練させて書き上げることができました。ありがとうございました。

最後に，私の最大の理解者であり応援者である娘・萩乃と，常に私の仕事と家庭の両立を支援してくれる両親に感謝します。

2018年8月
倉岡有美子

索引

数字・欧文

0段階　31, 36
1段階　26, 46
2段階　26, 59
3段階　27, 72
4段階　27, 86
5段階　27, 94
6段階　27, 104
7段階　27, 112
8段階　27, 120
change　6
Oデータ　38
Sデータ　38

あ

アセスメント　38, 39

え

影響力の大きい人　69

か

外来　29
簡潔なビジョン　75
看護過程　38, 39
看護管理者　13
看護計画の立案　38, 39
看護師個人の業績　97
看護師長　13, 29
看護部長　13
感情　20
カンファレンスの活用　98

き

期間，目標を達成するまでの　75
危機意識　26
危機意識を高める（第1段階）　46
客観的データ　38
業績評価　96
業務改善　7, 29
勤務上の配慮　99

く

具体的なビジョン　75

け

計画　16, 17
言行一致　87

こ

交代制　99
肯定的な評価　113
個人の業績　97
コッター　1
　——の企業変革8段階　7, 26
　——の企業変革8段階，看護現場へのアレンジ　30

さ

さらに変革を進める（第7段階）　112

し

実施　38, 39
自発的な行動　96
従業員の自発的な行動を促す（第5段階）　94
主観的データ　38
上司　94
昇進プロセスの利用　121
焦点の絞り込み　104
情報収集　38, 39
ジョン・P・コッター　1
新規採用者の研修　122
新人看護師へビジョンを伝える　123

せ

成果 104
　——の発表 106
戦略 16, 17
戦略立案 18

そ

組織文化 121

た

第0段階 31, 36
第1段階 26, 46
　——でのよくある間違い 51
第2段階 26, 59
第3段階 27, 72
第4段階 27, 86
第5段階 27, 94
第6段階 27, 104
第7段階 27, 112
第8段階 27, 120
短期的な成果 104
短期的な成果を生む（第6段階） 104

ち

中心人物，変革の 120

て

抵抗勢力 69
適切なビジョン 72
適切なビジョンをつくる（第3段階）
　　　　　　　　　　　　　72

な

なかだるみ 112

は

発言と行動の一致 87

ひ

ビジョン 16, 17
　——，具体的かつ簡潔な 75
　——策定 18
　——，適切な 72
　——，魅力的な 73
　——を周知徹底する 86
　——を伝えるためのコツ 90
　——を伝えるための工夫 89
　——を提示するタイミング 72
非難すること 56
評価 38, 39
評価指標 75
病棟，変革の規模 29
病棟カンファレンスの活用 98
病棟目標 17, 75

へ

変化 6
　——，医療・看護の現場 6
変革 3, 6, 12
　——，医療・看護の現場 6
　——すべきことの明確化 31
　——すべき問題の特定 38, 39
　——に関係する人々 29
　——の規模 29
　——の主導者 12, 29
　——の単位 13
　——の中心人物 120
　——の定着 120
　——のモチベーションの維持 101
　——をさらに進める 112
　——を実現させるための期間 13

145

──を成功させるための行動指針　16
　　──を成功に導く核心　20
　　──を阻む上司　94
変革計画シート　129
変革推進チーム　26
　　──のメンバー　60
　　──の負担の考慮　114
変革推進チームをつくる（第2段階）　59
変革のビジョンを周知徹底する（第4段階）　86
変革を根づかせる（第8段階）　120

ほ

報酬制度　96

ま

マネジメント　9, 10

み

味方を集める　59
魅力的なビジョン　73

も

目標　72
　　──を達成するまでの期間　75
　　──を提示するタイミング　72
モチベーションの維持　101
問題　36
　　──の明確化　31, 36
問題意識　46
　　──の共有　57
問題の証拠を集める（第0段階）　36

よ

予算　16, 17

り

リーダーシップ　2, 8, 10
　　──と変革との関係　8
　　──とマネジメントの区別　9
　　──，変革主導者に求められる　8
リーダーシップ酵素　2